mince en mangeant

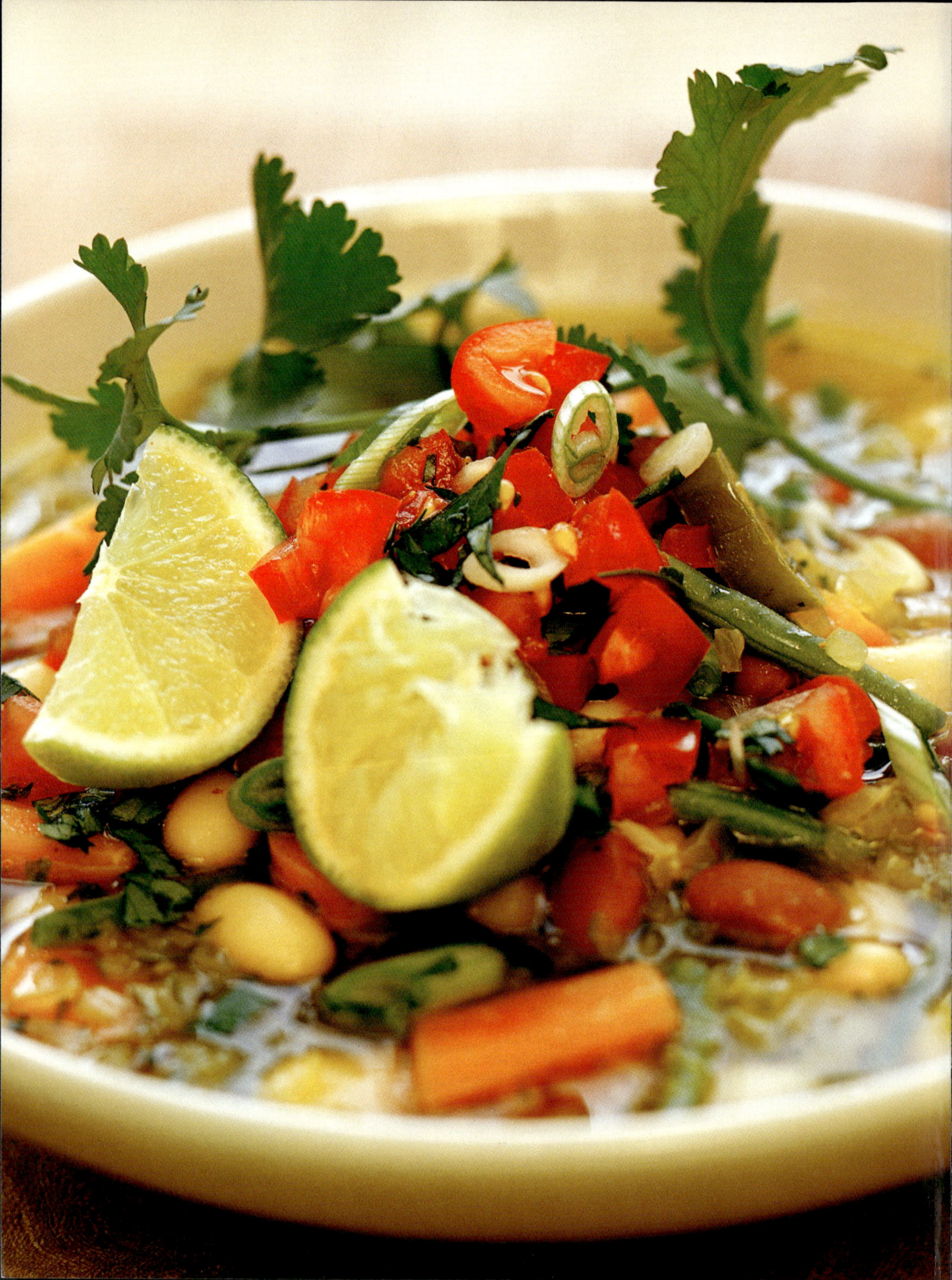

joanna hall

mince en mangeant

UN MOYEN EFFICACE ET DURABLE DE PERDRE DU POIDS

Guy Saint-Jean
ÉDITEUR

Catalogage avant publication de Bibliothèque et Archives nationales du Québec et Bibliothèque et Archives Canada

Hall, Joanna, 1967-
Mince en mangeant
Traduction de: Eat yourself thin.
Comprend un index.
ISBN 978-2-89455-334-3
Régimes amaigrissants. 2. Cuisine santé. 3. Régimes amaigrissants - Recettes. I. Titre.
RM222.5.H3414 2010 613.2'5 C2009-941631-X

Nous reconnaissons l'aide financière du gouvernement du Canada par l'entremise du Programme d'Aide au Développement de l'industrie de l'Édition (PADIÉ) ainsi que celle de la SODEC pour nos activités d'édition.

Publié originalement en langue anglaise par Kyle Cathie Limited, 122 Arlington Road, London NW1 7HP sous le titre Eat Yourself Thin.

Édition : Vicki Murrell
Conception graphique : Abby Franklin
Photographie : Dan Welldon www.danwelldon.com sauf pages : 8/9 Tetra Images/Alamy; 12 Image Source Pink/Alamy; 20 (à gauche) Steve Lee; (au centre) Will Heap; 21 Will Heap; 34/35 moodboard/Alamy; 36 Digital Vision/Alamy; 38 (en haut) StockFood.com/Rynio; (en bas) StockFood.com/Foodcollection; 39 (en haut) VV/Alamy; (en bas) StockFood.com/Bagwell, Iain; 42 eikonas/Alamy
Recettes : Louise Shaxson
Coordination de la production: Sha Huxtable

Traduction : Élisa-Line Montigny
Révision : Jeanne Lacroix
Infographie : Olivier Lasser et Amélie Barrette

Dépôt légal – Bibliothèque et Archives nationales du Québec et Bibliothèque et Archives Canada, 2009.

ISBN 978-2-89455-334-3

Distribution et diffusion :
Amérique: Prologue
France: De Borée
Belgique: La Caravelle S.A.
Suisse: Transat S.A.

Guy Saint-Jean Éditeur Inc., 3154 boul. Industriel, Laval (Québec) Canada, H7L 4P7. 450 663-1777. Courriel : info@saint-jeanediteur.com. Web : www.saint-jeanediteur.com.

Guy Saint-Jean Éditeur France, 30-32, rue de Lappe, 75011 Paris, France. (1) 43 38 46 42. Courriel : gsj.editeur@free.fr

Imprimé à Singapour

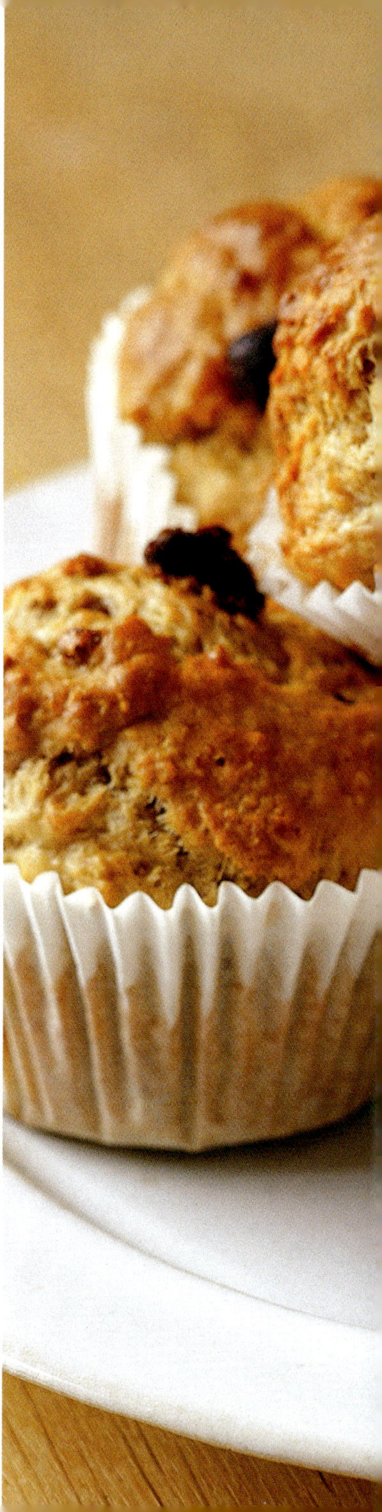

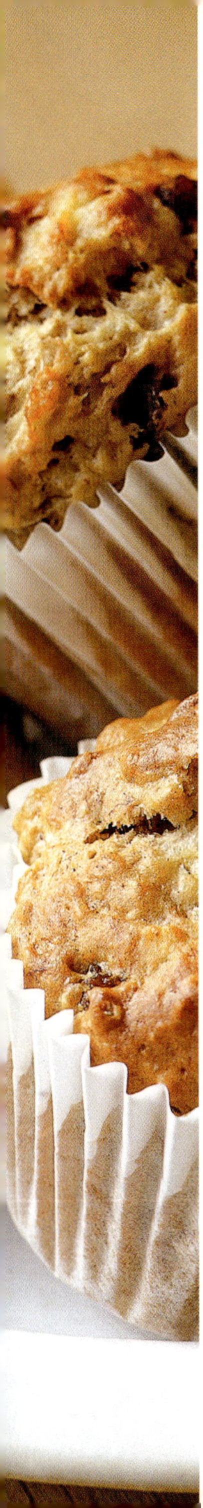

Contents

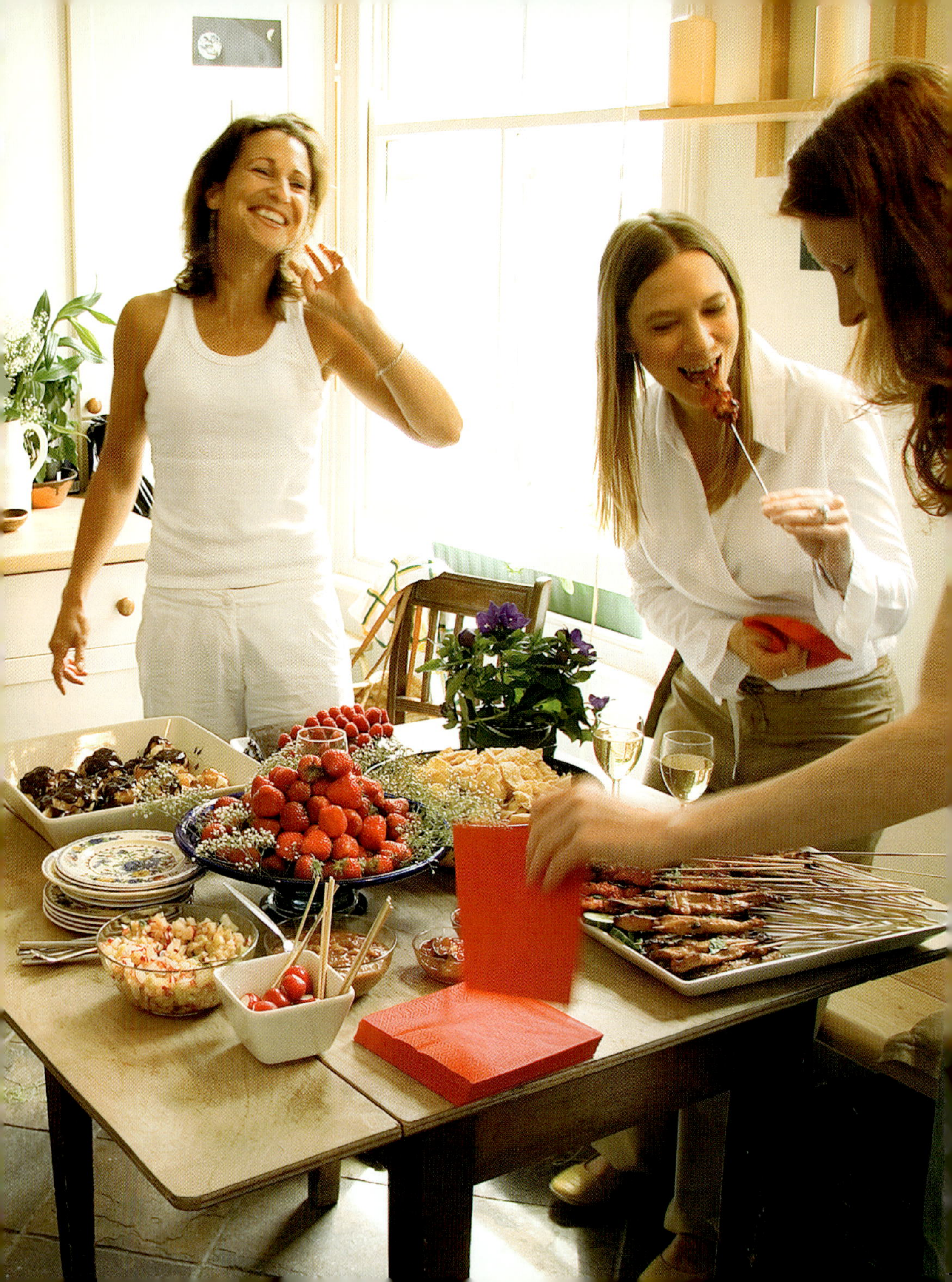

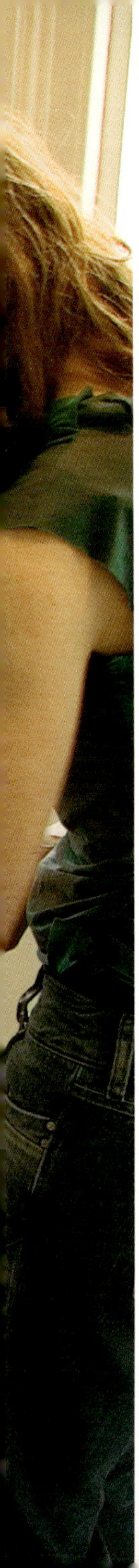

Introduction

Réussir à perdre du poids ne signifie pas renoncer à tous vos aliments préférés jusqu'à la fin de vos jours. Pour vous refaire une taille, il ne suffit pas de compter les calories. Il faut aussi faire des choix judicieux d'aliments et faire de l'activité physique. Avec *Mince en mangeant*, vous apprendrez comment faire les bons choix sans devoir calculer les calories ou avoir l'impression que vous devez cesser de vivre.

Dans la section « Comment réduire les calories, en 7 étapes faciles », je dresse une liste des principes essentiels d'une alimentation saine. En les gardant à l'esprit, vous disposerez d'outils qui vous permettront d'apprécier ce que vous mangerez, tout en évitant les pièges. Vous reprendrez ainsi le contrôle de la situation, car aussitôt que vous comprendrez pourquoi et comment votre corps est prédisposé à des envies et aux montées de sucre, vous pourrez éviter les embûches.

Observer un « couvre-feu pour les glucides » est l'une des stratégies les plus simples et les plus efficaces: pas de pâtes, ni de riz, ni de pommes de terre, ni de pain après 17 heures. N'ayez crainte: il existe beaucoup d'autres aliments que vous pouvez consommer en soirée qui, essentiellement, n'auront pas l'effet de vous ballonner ou de vous faire sentir, le matin, comme si vous aviez trop mangé la veille. Vous serez surpris de l'efficacité de ce « couvre-feu ».

Dans la section des recettes, vous trouverez un beau choix de plats sans glucides et délicieux ainsi que des idées pour toutes les occasions. Chaque repas comporte une cote en fait de calories et de contenu nutritionnel, pour vous aider à faire vos choix et à planifier votre semaine.

Pour ce qui est des plus jeunes membres de votre famille, jetez un coup d'œil à la section pour les enfants. Vous leur permettrez de partir chaque jour du bon pied avec des recettes succulentes, composées d'aliments qu'ils adorent, sans calories cachées. Il est essentiel que vous preniez plaisir à manger et vos choix d'aliments feront la différence. Vous transformerez votre allure et comment vous vous sentez.

Joanna

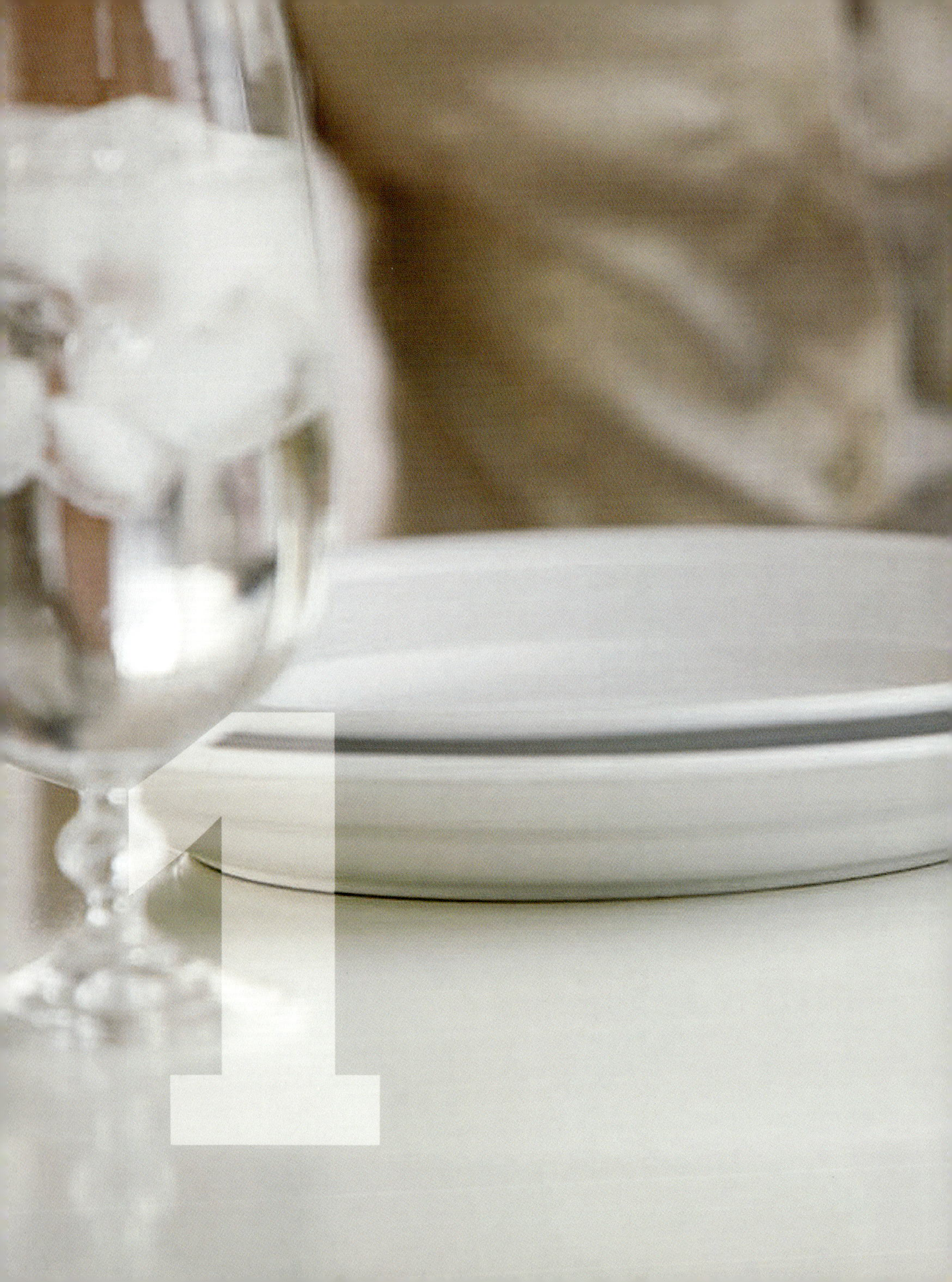

1

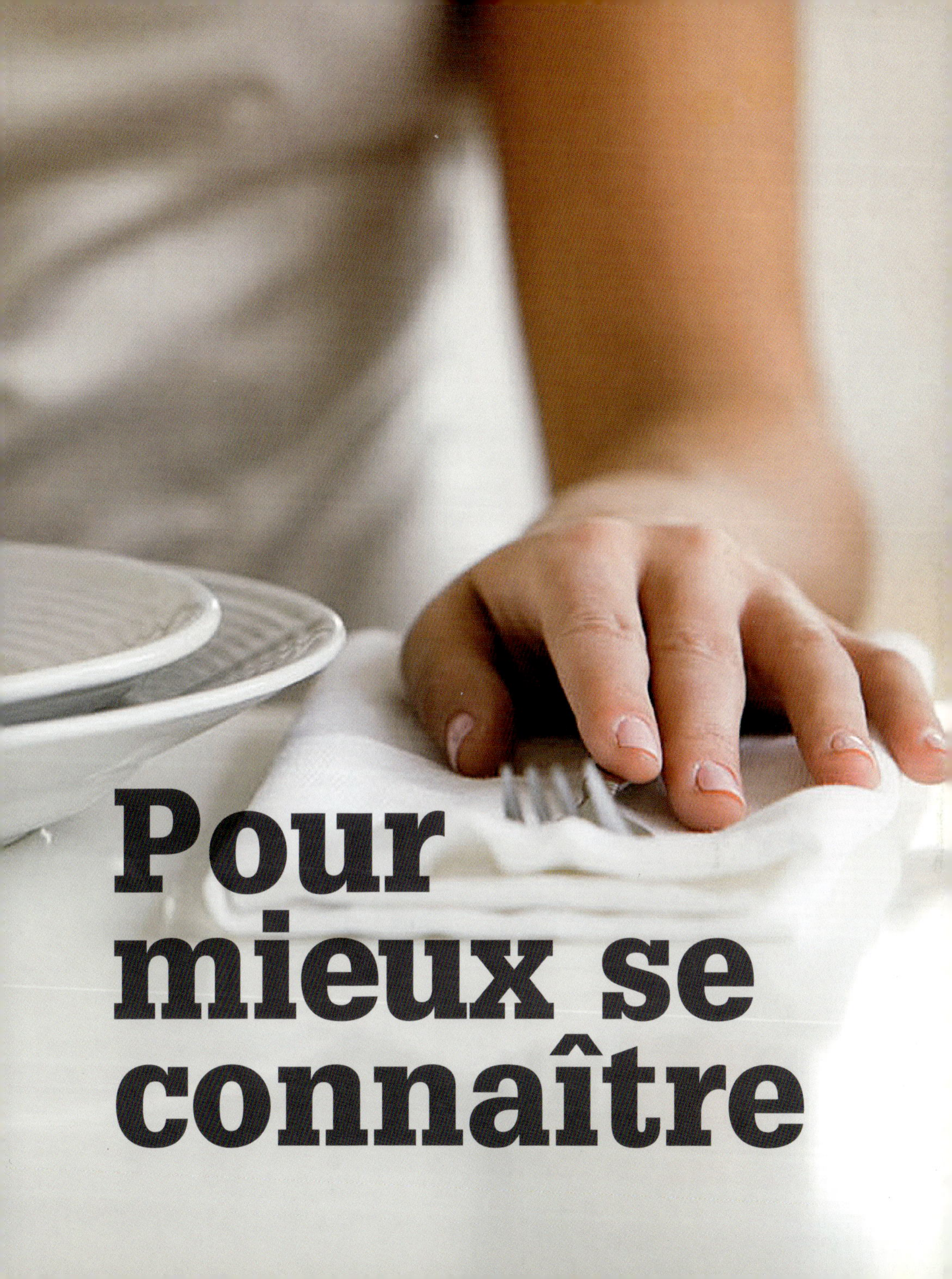

Pour mieux se connaître

En finir avec les relations sans lendemain !

L'état de votre corps et l'efficacité de votre entraînement sont directement liés à la qualité et à la quantité des aliments que vous consommez et à votre degré d'hydratation. Or, un plan d'amaigrissement réussi se compare à une relation. Ce que nous voulons tirer d'une relation – et ce que nous sommes prêts à y investir – influence le résultat final.

Les diètes miracles sont les relations sans lendemain de nos habitudes alimentaires : tout comme vous avez réalisé que la nuit de folle passion avec cette personne qui vous plaisait tant vous a laissé sur votre faim, la nouvelle diète « révolutionnaire ! » a fait de vous un être épuisé, de mauvais poil et, surtout, déçu.

Comparez ceci à une relation de longue date. Entretenir une bonne relation durable avec quelqu'un nécessite un peu d'efforts… soutenus. L'enchantement n'est pas au rendez-vous chaque jour, des problèmes surviennent, mais dans votre for intérieur, vous savez que cette relation est la bonne.

Elle évoluera au fils des années, et c'est votre façon d'aborder certaines situations complexes qui déterminera ses chances de réussite à long terme. Votre relation avec votre corps est exactement la même. Dites adieu à la mentalité « sans lendemain » dès maintenant !

LES SIGNES RÉVÉLATEURS D'UNE DIÈTE MIRACLE

Les diètes miracles captent l'attention des médias, mais elles ne mènent nulle part. Au mieux, vous reprendrez les kilos perdus. Au pire, vous mettrez votre santé en danger. Pour détecter à coup sûr les régimes « frauduleux », surveillez les signes suivants : souvent, ils encouragent la consommation d'aliments magiques ou miracles, promettent une perte de poids rapide, suggèrent des quantités étranges, des combinaisons spécifiques ou des menus stricts, excluent des groupes alimentaires complets. Voici quelques exemples :

LES COMBINAISONS ALIMENTAIRES

Les allégations : consommer des protéines et des glucides pendant le même repas perturbe la digestion et produit des toxines qui font grossir ; les glucides haussent le taux d'insuline, augmentent l'appétit et favorisent le stockage de graisses, d'où la prise de poids

Les faits: La science mise à part, tenter d'éviter de combiner les protéines et les glucides dans un même repas est en soi assez difficile pour ne pas dire impossible. Un régime semblable ne peut être maintenu longtemps. Pour qu'un régime fonctionne, il doit correspondre à votre mode de vie.

L'HYPERPROTÉINÉ, FAIBLE EN GLUCIDES

Les allégations : une quantité excessive d'insuline est secrétée après la consommation de glucides et cela augmente le stockage de gras corporel. Souvent, pendant les deux premières semaines d'un régime faible en glucides, vous n'avez droit qu'à 20 g de glucides par jour (une banane en contient 30 g !). Vous passez graduellement à 40 g par jour et ensuite au niveau de maintien de 60 g. Ces régimes offrent un choix très limité d'aliments, et favorisent de grandes quantités de protéines et de gras. Ils prétendent aussi qu'ils dissolvent les tissus adipeux, ce qui entraîne une perte de gras encore plus importante

Les faits : L'Organisation mondiale de la Santé confirme l'importance des glucides dans l'alimentation, tandis que des recherches ont démontré que des régimes élevés en gras saturés peuvent augmenter les risques d'obésité, de maladies cardiovasculaires et de certains cancers. La cétose, un trouble du métabolisme résultant d'une consommation excessive de protéines et de la diminution des réserves de glucides, peut freiner l'appétit, mais ses effets secondaires sont des nausées, des étourdissements et une mauvaise haleine.

ANTI-SUCRE/ACCRO AU SUCRE

Allégations : consommer des glucides à l'indice glycémique élevé augmente le taux d'insuline, ce qui favorise l'accumulation de graisses et l'obésité ; absorber des liquides en mangeant nuit à la digestion et favorise l'accumulation de graisses. Certains de ces régimes tentent d'éliminer tous les glucides afin que les calories ne proviennent que de protéines et de gras, et ne permettent qu'un nombre très limité de calories.

Les faits : la perte de poids résulte d'une réduction des calories absorbées, non de la diminution des niveaux d'insuline. Il n'existe aucune preuve scientifique à l'effet que boire des liquides pendant un repas nuit à la digestion.

LE JUSTE MILIEU DANS VOTRE ASSIETTE *(THE ZONE)*

Allégations : chaque repas devrait être composé d'une combinaison nutritionnelle optimale de 30 % de gras, 30 % de protéines et 40 % de glucides. Il s'agit de la « zone » de confort du corps, au cœur de laquelle le corps et l'esprit sont unis pour une performance optimale et une perte de poids maximale.

Les faits : cette « méthode de bloc de macronutriments » est peu souple et voit l'aliment comme un médicament.

NE JAMAIS DIRE « NON »

Presque tous les aliments sont acceptables. Même lorsque vous voulez limiter vos calories, vous pouvez vous permettre une gâterie de temps à autre pourvu que les portions soient petites et que vous n'en preniez pas l'habitude. Ne développez pas une phobie pour un aliment, un groupe d'aliments ou un ingrédient. Éviter les glucides, les fruits, les sucres, les protéines ou le gras, selon la mode en vigueur est une mauvaise idée. La modération a toujours meilleur goût.

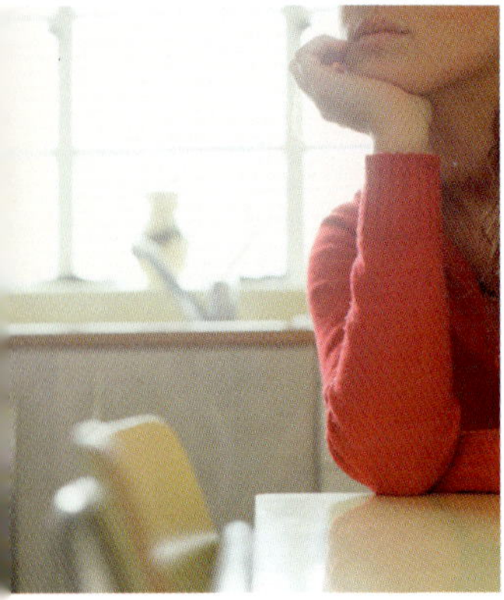

Évaluons votre QI alimentaire

Vous croyez votre alimentation saine : vous surveillez les calories, vous mangez de bonnes quantités de fruits et de légumes… En êtes-vous sûr ? Effectuez le test suivant pour voir si vos décisions quotidiennes sont les meilleures pour favoriser votre santé et votre niveau d'énergie.

1) **Dès votre réveil, vous devez boire quelque chose pour vous « démarrer ». Vous n'avez pas le temps de déjeuner. Qu'est-ce que vous choisissez de boire ?**

a) De l'eau
b) Du thé ou du café, en grande quantité
c) Un verre de jus d'orange, dilué

2) **Votre petit-déjeuner de semaine est habituellement composé :**

a) D'une rôtie avec beurre et marmelade
b) D'une barre Mars achetée à la sauvette
c) De muesli avec yogourt et fruits séchés

3) **À la pause du matin, vous buvez habituellement :**

a) Un café ou ou un thé, suivi d'eau
b) Du jus de fruits, en grande quantité, dilué si nécessaire
c) De l'eau

4) **Qu'est-ce que vous mangez au lunch ?**

a) Une omelette de blancs d'œufs et des fruits frais
b) Un repas-minute
c) Un sandwich au poulet grillé, un sachet de croustilles faibles en gras et une banane

5) **Pendant la journée, vous :**

a) Étanchez votre soif en buvant de grandes quantités d'eau minérale
b) Vous limitez à 4 tasses de thé et de café, et passez ensuite à des boissons de régime, sans caféine
c) Sirotez de l'eau presque tout le temps, même si vous n'avez pas soif

6) **Quelles sont vos habitudes quotidiennes ?**

a) Trois bons repas par jour, en évitant les collations
b) Manger moins en début de journée, parce qu'il est plus difficile de résister aux gâteries et aux collations « problématiques » plus la journée avance

c) Manger 4 à 5 fois par jour, des portions plus petites et bien équilibrées

7) **Avant d'aller au gym, vous :**

a) Mangez et buvez un peu, pour éviter de faire de l'exercice l'estomac plein

b) Prenez un bon lunch pour faire le plein d'énergie

c) Ne mangez pas pour mieux avoir faim après le gym

8) **Après votre entraînement, vous :**

a) Attendez 30 minutes avant d'aller manger un goûter léger

b) Mangez une banane immédiatement pour refaire le plein d'énergie

c) Tirez parti de votre métabolisme dynamisé et évitez de manger pour brûler plus de graisses

9) **Au bar, qu'est-ce que vous consommez habituellement ?**

a) Des boissons allongées comme des panachés de vin blanc ou des bières légères ; vous évitez les croustilles

b) Ce qui vous plaît, mais optez pour des mélanges ou des colas faibles en calories pour neutraliser l'effet des noix que vous avez avalées

c) Du vin ou de la bière, mais toujours en alternant avec un verre d'eau.

10) **Quelle est la dernière chose que vous faites le soir ?**

a) Veillez à avoir l'estomac plein pour éviter de vous réveiller affamé pendant la nuit

b) Évitez de manger afin de dormir l'estomac vide

c) Mangez des fruits ou des légumes frais, mais au plus tard une heure avant de vous mettre au lit

VOS RÉSULTATS

Accordez-vous un point pour chaque réponse B, deux points pour chaque réponse A, et 3 points pour chaque réponse C. Si vous avez obtenu :

10 À 16 POINTS

Votre quotient alimentaire a besoin d'un petit coup de main… et votre corps aussi ! Tenter de bien s'alimenter quand la vie va vite n'est pas tâche facile. Lisez les réponses qui suivent et vous pourrez ainsi tirer le maximum de votre alimentation.

17 À 23 POINTS

Vos connaissances et votre sens alimentaire sont assez bons, mais vous êtes un peu dépassé lorsque vous tentez de les mettre en application. Les astuces contenues aux prochaines pages devraient vous être fort utiles. En planifiant un peu, votre niveau d'énergie augmentera aussi.

24 À 30 POINTS

Vous êtes bien informé, ce qui signifie que votre corps a toutes les chances de vous permettre de vivre une vie active sous le signe de la santé. Vous êtes sur la bonne voie. Les résultats ne tarderont pas à se manifester.

Réponses

1

a) Bien que l'eau soit un bon hydratant pour le corps, elle n'ajoute pas de vitamines ni de minéraux à votre alimentation.

b) Une tasse de thé ou de café est un bon petit remontant, mais agit comme un diurétique, ce qui vous fera uriner plus souvent.

c) Les jus de fruits dilués sont le meilleur choix : ils permettent d'hydrater le corps et d'accélérer le passage des nutriments entre les parois de l'estomac et le corps.

2

a) Les produits de boulangerie ont un indice glycémique élevé ; ils coupent l'appétit, temporairement, jusqu'à ce que les taux de sucre chutent.

b) Une dose de sucre hautement raffiné entraîne une chute du taux de glycémie, et le risque associé de manger des collations non nutritives.

c) Le muesli présente un bon équilibre de nutriments et de glucides à l'indice glycémique faible à moyen, qui alimentent votre corps et votre cerveau pendant toute la matinée.

3

a) Pourvu que vous buviez beaucoup d'eau pour en contrer l'effet déshydratant, vous pouvez boire une tasse de café ou de thé sans problème.

b) Diluez les jus de fruits frais car ils contiennent beaucoup de sucre naturel et de calories.

c) L'eau vous hydrate et aide à contrer les envies de sucre.

4

a) Les omelettes aux blancs d'œufs et les fruits ne vous fournissent pas toutes les calories ni le gras dont votre corps a besoin.

b) La teneur en gras saturés, en sucres raffinés et en glucides raffinés de la malbouffe est parfois très élevée. Vaut mieux les éviter autant que possible.

c) Un sandwich, des croustilles faibles en gras et un fruit fourniront à votre corps tous les nutriments qu'il lui faut pour bien fonctionner.

5

a) Si vous avez soif, c'est que votre corps est déjà déshydraté.

b) En dépit de l'absence de caféine ou de sucre dans certaines boissons gazeuses, celles-ci n'ont aucune valeur nutritive. L'eau demeure un meilleur choix.

c) Siroter de l'eau en petite quantité est la meilleure façon pour votre corps de s'hydrater convenablement ; même votre peau en bénéficiera.

6

a) Un peu de protéines accompagnées d'un féculent le midi favorise la concentration et les niveaux d'énergie en après-midi.
b) Un apport calorifique soutenu est excellent, surtout si vous subissez des baisses d'énergie.
c) Si vous êtes souvent tenté de collationner tard dans la journée, prenez un goûter santé plus tôt avec de l'eau pour vous hydrater.

7

a) Buvez un petit verre d'eau environ 30 minutes avant le début de votre entraînement et de petites gorgées fréquentes pendant celui-ci.
b) Votre système digestif doit être alimenté en sang pour digérer les aliments, mais lorsque vous vous entraînez, les muscles qui travaillent ont aussi besoin de sang pour s'oxygéner. Cela entraîne un point de côté.
c) Évitez de manger jusqu'à 2 heures avant une séance d'entraînement.

8

a) Vos cellules musculaires peuvent renflouer leurs réserves essentielles de glycogène plus efficacement dans les 2 heures qui suivent les exercices.
b) Une banane mûre constitue une bonne source de sucres simples qui peuvent facilement être convertis en glycogène pour aider votre corps à se réparer.
c) Après une séance d'entraînement, vos muscles ont besoin de nutriments. Vous augmenterez davantage votre masse musculaire si vous consommez des protéines de qualité supérieure.

9

a) Assurez-vous d'avoir bu 2 litres d'eau avant de faire la fête et continuez de vous hydrater pendant toute la soirée.
b) Les noix et les croustilles contiennent beaucoup de gras et de sel, qui ne feront qu'intensifier votre soif. Trop de sel peut causer de l'hypertension.
c) En buvant de l'eau entre chaque boisson alcoolisée, vous combattez leur effet déshydratant.

10

a) Certains experts sont d'avis que manger peu avant de se coucher augmente vos risques d'accumuler des graisses.
b) Un verre de lait ou un goûter léger de glucides peut entraîner un sentiment de calme par la sécrétion de certains transmetteurs du cerveau.
c) Si vous avez faim, prenez un goûter léger fait de fruits qui ne sera pas trop difficile à digérer tard en soirée.

QU'EST-CE QU'UNE CALORIE ?

Regardez n'importe quelle étiquette d'un aliment et vous verrez les termes « kcal » (kilocalorie) ou « kJ » (kilojoule). Il s'agit d'une unité d'énergie. « Calorie » est le terme le plus répandu, tandis que « kilojoule » est plutôt utilisé en recherche. Nous utiliserons le terme calorie, mais si vous devez convertir une valeur énergétique, souvenez-vous que 1 kilocalorie = 4,2 kilojoules.

PORTEZ ATTENTION À L'ÉCART ÉNERGÉTIQUE

Assurez-vous de brûler plus de calories par des activités physiques que vous en consommez. Si vous portez attention à l'écart énergétique, votre poids s'équilibrera de lui-même.

COMBIEN DE CALORIES VOUS FAUT-IL ?

Cela dépend de votre degré d'activité physique et de la quantité d'énergie brûlée au cours d'une journée. Pour le savoir, remplissez le tableau d'activités réparti sur 24 heures et coloriez chaque plage de temps de la couleur correspondant à votre activité. Si vous faites cela chaque jour pendant une semaine, vous verrez rapidement si votre mode de vie est actif ou non. Mesurez également votre niveau d'activité physique en portant un dispositif de détection, le plus simple et facile à utiliser étant le « pédomètre ». À la fin de chaque jour, vous pouvez inscire le nombre de pas que vous avez effectués sur votre tableau de 24 heures coloré.

TABLEAU D'ACTIVITÉS SUR 24 HEURES

24	1	2	3	4	5	6	7	8	9	10	11	12	13	14	15	16	17	18	19	20	21	22	23

Pensez à une de vos journées typiques en coloriant ce tableau

- Coloriez en noir le temps passé en position couchée (à dormir, à faire une sieste ou allongé sur le canapé).
- Coloriez en rose tout le temps passé en position assise (au travail, dans la voiture, le temps passé à regarder la télévision, à lire, à travailler à un bureau ou à l'ordinateur, à manger, et toutes les autres activités de loisir sédentaire).
- Coloriez en orange le temps passé debout (à effectuer des activités d'intensité légère).
- Coloriez en jaune le temps passé à développer votre force (tenez compte des tâches de levage de poids lourds).
- Coloriez en vert le temps consacré à des activités physiques d'intensité modérée (comme une marche rapide).
- Coloriez en mauve le temps consacré à de l'activité physique d'intensité élevée.

VOS RÉSULTATS

Après avoir rempli votre tableau d'activités sur 24 heures et établi le nombre moyen de pas que vous effectuez au cours d'une journée, jetez un coup d'œil au tableau ci-dessous, inspiré d'une étude menée au Japon visant à catégoriser les niveaux d'activité.

Moins de 5 000 pas par jour	« sédentaire »
5 000 à 7 500 pas par jour	« faible activité »
7 500 à 10 000 pas par jour	« quelque peu actif »
10 000 à 12 500 pas par jour	« actif »
12 500 pas par jour et plus	« très actif »

Voici une façon simple de calculer le nombre de calories dont vous avez besoin : utilisez le tableau ci-contre pour déterminer votre facteur d'activité. Multipliez votre poids en livres (ou en kg x 0,45 pour convertir) par votre facteur d'activité. Le résultat représente le nombre approximatif de calories dont vous avez besoin présentement pour maintenir votre poids.

Si vous êtes un/une	Votre facteur d'activité est
Femme sédentaire	12
Homme sédentaire	14
Femme active	15
Homme actif	17
Femme très active	18
Homme très actif	20

LE CALCUL :

Facteur d'activité X poids en livres = besoin énergétique actuel.

Par exemple, une femme active de 150 lb aurait besoin de 2 250 calories par jour (15 X 150 = 2 250).

Si vous souhaitez perdre du poids de façon sécuritaire et efficacement, retranchez 500 du résultat et vous aurez votre nouvelle cible. Une réduction de 1 000 calories par jour est possible, bien que probablement difficile à maintenir. Commencez par 500 calories et, lorsque vos nouvelles habitudes alimentaires auront évolué, retranchez-en davantage.

POUR PERDRE UN DEMI-KILO DE GRAISSE

Perdre un ½ kg (0,45 kg ou 1 lb) de graisse requiert la création d'un écart énergétique de 3 500 calories. Donc, si vous voulez perdre ½ kg par semaine, vous devez diminuer votre apport calorique de 500 calories par jour. Théoriquement, vous pourriez manger de petites quantités de crème glacée et de sucreries et tout de même perdre du poids, si votre apport en calories est inférieur aux les calories brûlées. Mais à long terme, opter pour des fruits, des légumes, des grains complets et de bonnes sources de protéines facilitera, d'une part, la gestion de votre poids et préviendra la reprise de kilos et, d'autre part, vous permettra d'avoir meilleure allure et de vous sentir bien dans votre peau. Choisir un régime qui mène à un changement permanent de style de vie est essentiel à une perte de poids réussie. Les suggestions de menus aux pages 42 et 43, ainsi que les recettes dans le chapitre 4 vous seront d'une très grande utilité. Bientôt, vous constaterez que vous prendrez autant plaisir à savourer des aliments sains qu'à vous accorder vos envies du moment.

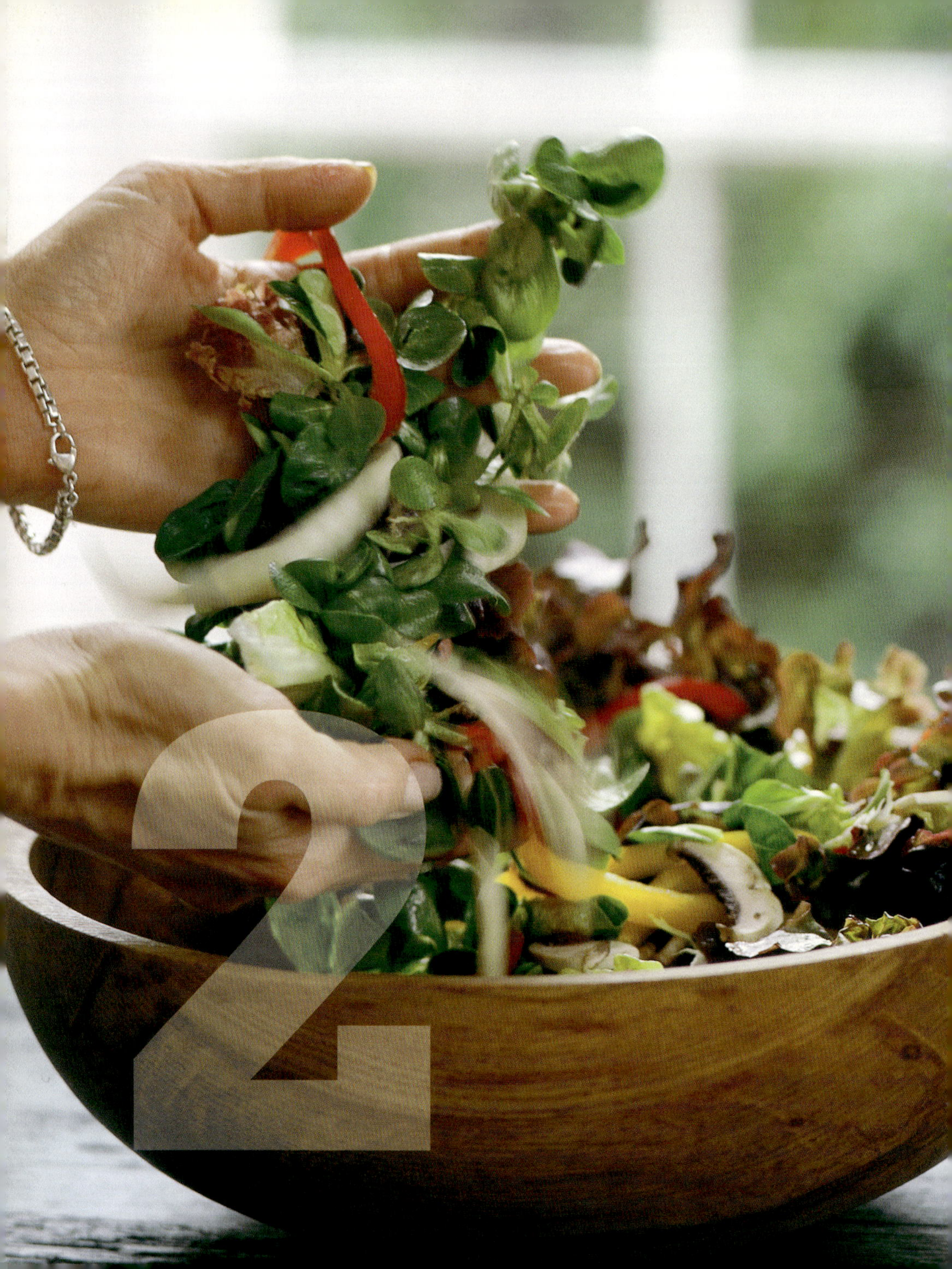
2

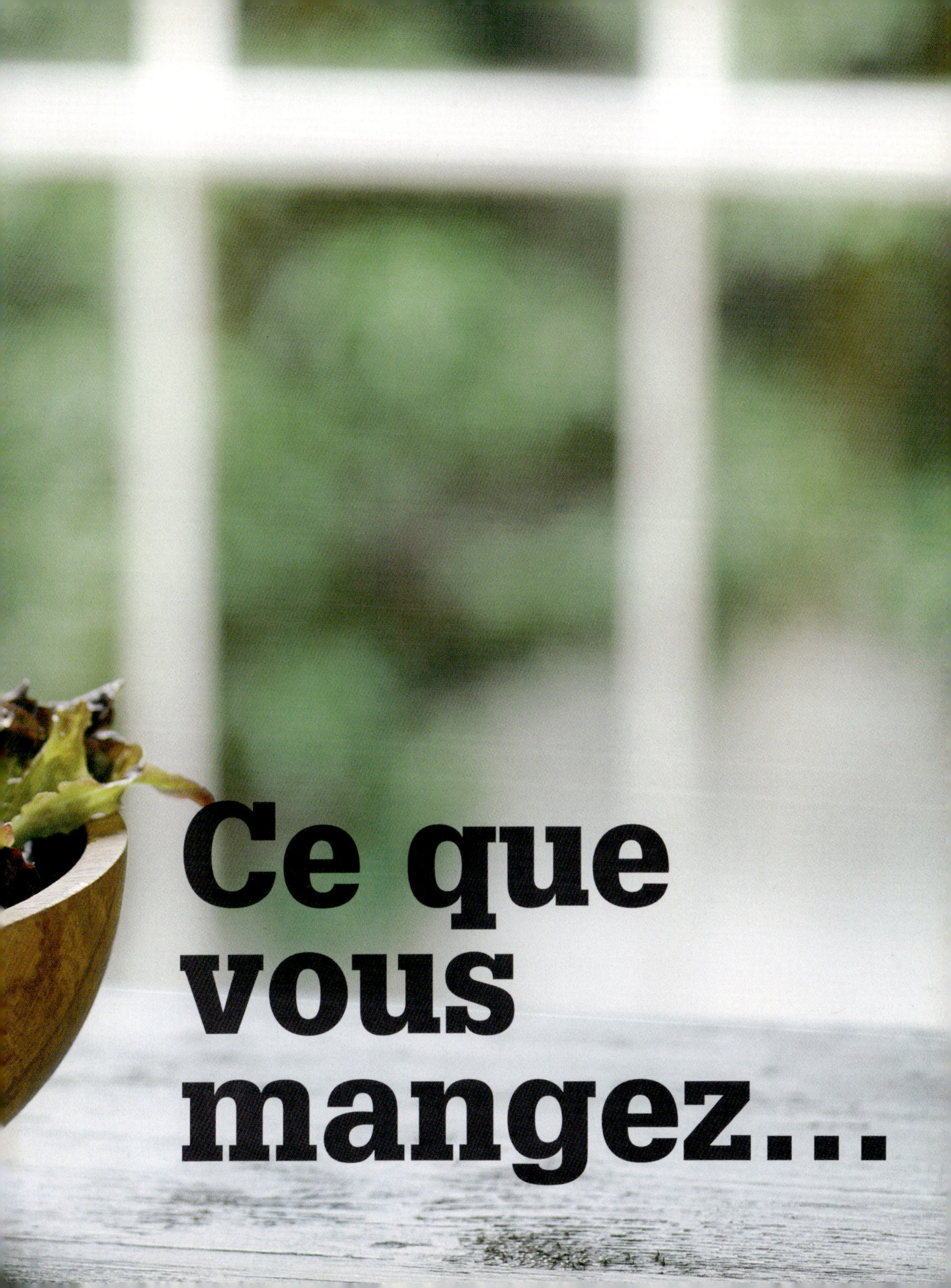

Ce que vous mangez...

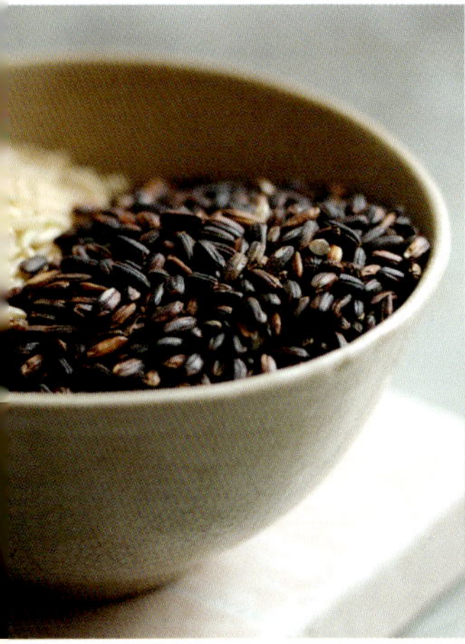
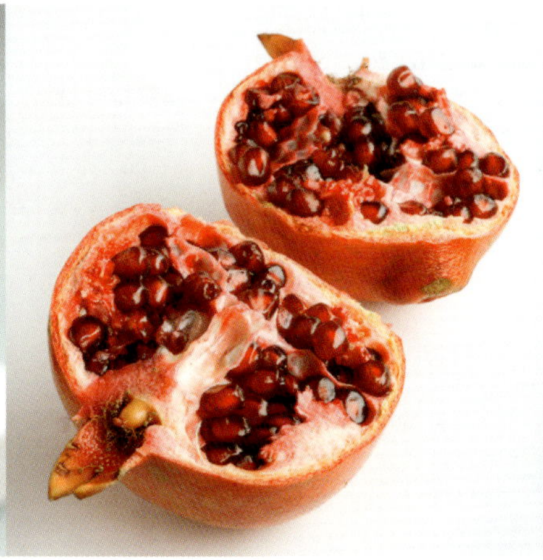
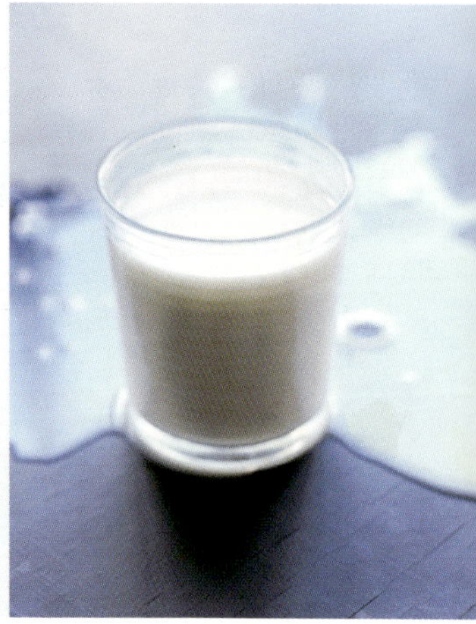

Un régime équilibré

Les conseils sur l'alimentation sont devenus un vrai champ de mines faisant nager les consommateurs en pleine confusion. Avoir une alimentation équilibrée tombe sous le sens, mais qu'en est-il au juste ? L'alimentation équilibrée d'une personne qui tente de perdre des kilos sera différente de celle d'un coureur de marathon. Aucun aliment ne peut réussir à lui seul à fournir au corps tous les nutriments dont il a besoin. Une saine alimentation doit être composée d'une variété d'aliments provenant de tous les groupes alimentaires.

Les aliments renferment cinq catégories de nutriments : glucides, gras, protéines, vitamines et minéraux. Ils contiennent aussi de l'eau – un élément essentiel aux processus corporels –, et des fibres, nécessaires au bon fonctionnement du système digestif. Les glucides, les gras et les protéines forment la substance dont le corps a besoin pour avoir de l'énergie. Ils sont appelés des « macronutriments ». Les vitamines et les minéraux n'ont aucune valeur calorifique, mais sont néanmoins essentiels à la décomposition des macronutriments.

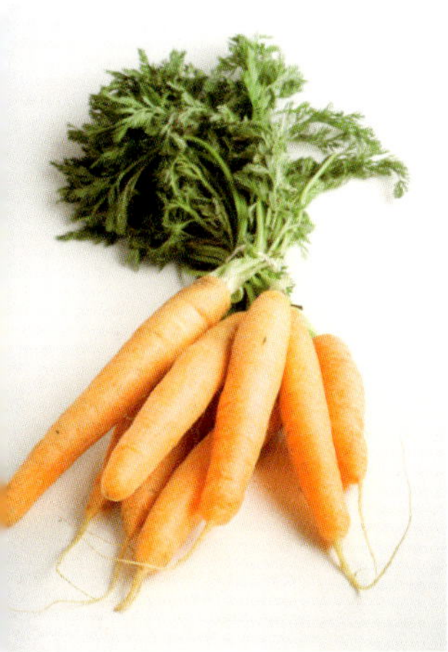

LES GLUCIDES

Que sont-ils ?

Les glucides sont l'épine dorsale de votre alimentation. Les fruits, les légumes, les sucres simples (biscuits et gâteaux), ainsi que les féculents (pommes de terre, riz et pain), sont riches en glucides. Les glucides sont divisés en deux catégories : les simples et les complexes, selon leur structure chimique. Les glucides sont également classés selon leur indice glycémique (voir à la page 22).

Pourquoi en avez-vous besoin ?

Les aliments riches en glucides fournissent de l'énergie sous forme de glucose, un type de sucre que le corps peut facilement utiliser et transporter (le « taux de sucre » est en fait la glycémie). Le glucose peut être stocké dans les muscles sous forme de glycogène, et constitue le principal carburant du système nerveux et du cerveau. Les glucides permettent de brûler des graisses. Or, toutes les calories excédentaires provenant de glucides seront transformées en graisses et stockées comme telles dans nos cellules adipeuses.

Quelle quantité nous faut-il ?

Certains établissements de santé et nutritionnistes recommandent que notre apport calorique soit composé de 50 à 65 pour cent de glucides. Des directives plus récentes sont fondées plutôt sur le poids par kilogramme : 4 à 5 g de glucides par kilo pour des gens en santé et actifs. La récente popularité des régimes riches en protéines et faibles en glucides nous a incités à éliminer complètement les glucides. Une réduction modérée peut contribuer à la perte de poids, mais les éliminer complètement peut nuire à la santé et aux niveaux d'énergie.

Or, faire un « couvre-feu pour les glucides » – éviter les glucides riches en fécule après 17 heures – peut s'avérer un moyen efficace, simple et facile d'équilibrer son apport nutritionnel.

OBSERVEZ UN « COUVRE-FEU POUR LES GLUCIDES »

C'est-à-dire, ne consonnez aucun féculent – pain, pâtes, riz, pommes de terre ou céréales – après 17 heures. Pas de panique ! Votre repas, composé d'une grande variété d'aliments nutritifs, incluant viandes et poissons maigres, fruits, légumes, légumineuses et produits laitiers, sera tout à fait succulent ! (voir la page 43)

QU'EST-CE QUE L'« INDICE GLYCÉMIQUE » ?

L'indice glycémique (IG) classe les aliments qui contiennent des glucides en fonction de leur effet sur le taux de glucose sanguin du corps. C'est un outil très utile pour maintenir l'équilibre de nos niveaux d'énergie. La consommation d'aliments à indice IG élevé cause une montée en flèche du taux de sucre ; notre corps croit alors que nous avons ingurgité beaucoup de nourriture et il réagit en relâchant une grande quantité d'insuline dans le système sanguin. En retour, le glucose alimentaire est dispersé, causant une chute de la glycémie et d'autres crampes de la faim !

Les aliments à indice IG faible ont une valeur inférieure à 55, ceux à indice IG modéré une valeur qui se situe entre 56 et 69, et ceux à indice élevé une valeur supérieure à 70. Ces valeurs sont établies en fonction d'une ingestion de 50 g de glucides.

QUELQUES IG COMPARÉS

Pains	
Baguette	95
Pain sans gluten	90
Pain de seigle noir	76
Bagels	72
Pains mollets blancs	61
Pains de grains	61
Pain fait de farine moulue	59
Pain au levain	57
Pain pita	57
Galettes d'avoine	54
Pain de seigle	51
Pumpernickel	50
Pain aux fruits	47

Féculents	
Riz blanc	87
Pommes de terre au four	85
Croustilles	75
Coquilles à taco	68
Polenta	68
Couscous	65
Riz basmati	58
Nouilles aux œufs	46
Spaghetti de blé dur	41
Nouilles de haricots mungos	39
Orge perlé	25

Desserts	
Pouding au riz	81
Gâteau éponge garni de crème	67
Crème glacée à la vanille	61
Banane	55
Yogourt nature	46
Orange	44
Flan	43
Pomme	38
Yogourt aux fruits	33
Cerises	22

Boissons	
Boisson au glucose	95
Bière	88
Boisson à l'orange gazéifiée	68
Citron pressé	66
Cola	53
Jus d'orange	50
Jus de pomme	40
Jus de tomate	38
Lait écrémé	32
Thé	0
Eau	0

LES GRAS

Que sont-ils ?

Les gras (lipides) dans nos aliments sont la source d'énergie la plus concentrée, fournissant 9 calories par gramme, plus de deux fois plus que les protéines ou les glucides. Les aliments comme le beurre, les huiles, les noix, le fromage et la noix de coco sont tous riches en lipides. On compte trois principaux sous-groupes de structure chimique différente : saturés, polyinsaturés et monoinsaturés.

Pourquoi en avons-nous besoin ?

Une certaine quantité de gras est essentielle à la santé. Certains aliments fournissent les vitamines liposolubles A, D, et K, ainsi que certains gras essentiels que le corps ne réussit pas à fabriquer. Les gras aident notre corps à transporter des antioxydants importants et à produire des hormones clés qui régulent différents processus corporels. Si nous éliminions tous les gras de notre alimentation, nous nous priverions de nutriments vitaux.

LES GRAS SATURÉS

Ce sont les moins sains et ils n'ont aucune utilité. Une consommation trop élevée de gras saturés (le beurre, le lard, le fromage et le gras des viandes) est liée à une augmentation du risque de maladie cardiaque. Lorsque nous consommons des aliments riches en gras saturés, le corps ne fait que transporter ces derniers vers les cellules adipeuses, où il les laisse. Les cellules adipeuses accueillent à bras ouverts les gras saturés que nous mangeons : elles grossissent sans cesse, nos vêtements sont de plus en plus serrés et les risques pour notre santé se multiplient.

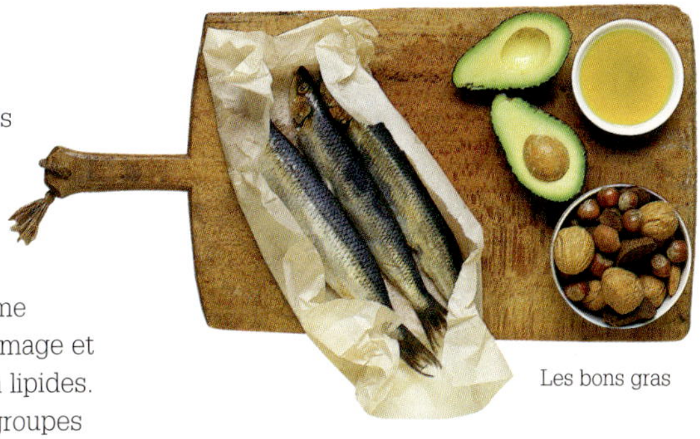

Les bons gras

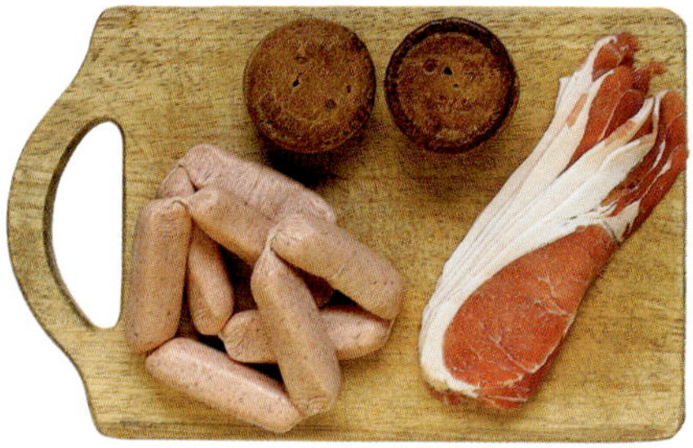

Les mauvais gras

LES GRAS POLYINSATURÉS

Ces gras essentiels nous aident à brûler l'énergie d'autres aliments comme les protéines et les glucides. Ils jouent un rôle important dans le fonctionnement sain de notre corps avant que ce qu'il en reste soit transporté vers les cellules adipeuses et stocké. Les gras insaturés se divisent en deux sous-groupes :

Les acides gras essentiels oméga-3 : on les trouve dans les poissons gras, les graines de lin et les graines de citrouille. On affirme qu'ils aident à prévenir l'athérosclérose, à diminuer la tension artérielle et à réduire le gras dans le sang (ce qui rend le sang moins collant et donc moins sujet à former des caillots). Consommez trois repas par semaine de poisson gras, ou utilisez de l'huile de lin dans votre vinaigrette, pour vous aider à atteindre votre quota d'acides gras oméga-3.

Les acides gras essentiels oméga-6 : on les trouve dans l'huile de chanvre, de citrouille, de tournesol, de carthame et de maïs. Environ la moitié des huiles contenues dans ces graines sont des acides gras oméga-6. Elles aident à prévenir les caillots sanguins, à abaisser la tension artérielle, à maintenir le niveau d'eau du corps et à stabiliser la glycémie. Une consommation excessive de ces huiles peut cependant réduire les bienfaits des lipoprotéines de haute densité, ou LHD, et aggraver les dommages causés par les radicaux libres potentiellement cancérogènes.

LES GRAS MONOINSATURÉS

Ces gras sont considérés comme les gras les plus sains, compte tenu du fait que des recherches ont révélé que le régime méditerranéen – riche en huile d'olive – est associé aux risques les plus faibles de maladie cardiaque. Or, gardez bien à l'esprit qu'une cuiller à soupe d'huile d'olive comporte le même nombre de calories qu'une cuiller à soupe de lard fondu ! À la température ambiante, les gras monoinsaturés sont liquides. Étant donné qu'ils sont plus stables que les gras polyinsaturés, ils sont un meilleur choix comme huile de cuisson. L'huile de colza contient aussi du gras monoinsaturé.

CONSERVATION ET CUISSON

- Conservez l'huile de lin dans le garde-manger, à l'abri de la lumière.
- Les acides gras oméga-3 peuvent être endommagés s'ils sont soumis à une chaleur excessive. Évitez les modes de cuisson à température élevée avec ces gras.

LES GRAS TRANS ET HYDROGÉNÉS

Vous avez sûrement déjà vu les termes « gras trans » ou « graisses hydrogénées ». Ces gras sont particulièrement nuisibles pour la santé. Plusieurs de ces gras étaient polyinsaturés à l'origine. Or, après avoir été soumis à des températures très élevées, leur structure chimique les a rendus moins stables et les a endommagés. La consommation de ces gras est associée à des risques accrus de cancers et de maladies cardiaques. On les trouve dans les margarines et les aliments transformés. Méfiez-vous des aliments comportant le mot « hydrogéné » sur leur étiquette.

Types de gras	Qu'est-ce qui en contient	Valeur pour la santé
Gras monoinsaturés	Huiles olive et canola, olives, noix, avocats	Excellente
Polyinsaturés	Huile maïs, tournesol, sésame, graines	Bonne
Saturés	Beurre/produits laitiers, lard, viandes, œufs.	Nuisible : consommer moins de 10 g par
Hydrogénés	Graisse végétale, huile de palme, margarine	Mauvaise : à éviter

Selon de nouvelles recommandations alimentaires, les gras ne devraient constituer que 30 pour cent de l'apport calorique total quotidien, et 10 pour cent ou moins devraient provenir de gras saturés. Si vous consommez 1 600 calories par jour, cela équivaut à 50-60 g de gras par jour, dont un maximum de 20 g en gras saturés.

PROTÉINES

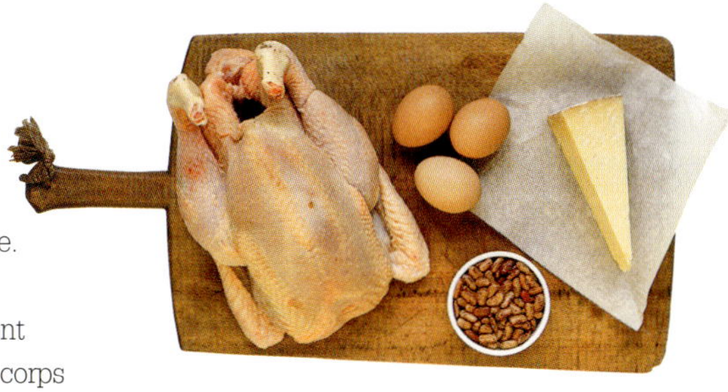

Que sont-elles ?

Les protéines sont faites de chaînes d'acides aminés. Il existe des centaines d'acides aminés dans la nature. Seulement 23 sont importants pour les humains, tandis que 8 d'entre eux sont qualifiés d'« essentiels » parce que notre corps ne peut les fabriquer. Nous devons donc les obtenir de notre alimentation. La viande, le poisson, les légumineuses et les produits laitiers ont une teneur élevée en protéines.

Pourquoi en avez-vous besoin ?

Les protéines sont indispensables à la réparation, au maintien et à la croissance des tissus, et composent une partie de chaque cellule du corps. Un apport régulier de protéines est nécessaire aux processus de croissance et pour réparer l'usure du corps. Les protéines se divisent en deux groupes : les produits laitiers (le lait, le fromage et le yogourt), et les autres sources (la viande, le poisson, les noix, les graines, les œufs, les légumineuses et les fèves). Comme les protéines jouent un rôle important, le corps est moins à même de stocker les surplus de protéines sous forme de graisse.

Quelle quantité nous faut-il ?

On recommande généralement que 15 pour cent de notre énergie provienne des protéines. Ce pourcentage est adéquat pour la santé, mais un apport supérieur est préférable si vous souhaitez limiter votre apport calorique. Vous pouvez également tenir compte de votre poids : on suggère 0,75 g de protéines pour chaque kilo ; donc si vous pesez 70 kg, vous devriez consommer 52,5 g de protéines par jour. Il importe, cependant, que celles-ci proviennent de poissons, de viandes maigres, de noix et de graines, accompagnés de généreuses quantités de fruits et de légumes.

Les protéines et le végétarisme

Si vous êtes végétarien ou végétalien, vous devrez surveiller votre apport en protéines, étant donné que les sources végétales de protéines (par ex. : les légumineuses, les noix et les graines) ne contiennent peut-être pas tous les acides aminés dont vous avez besoin. Veillez donc à consommer une bonne variété de protéines végétales.

Les protéines et les athlètes

Si vous êtes un athlète ou faites régulièrement de l'exercice à intensité élevée, vos besoins en protéines seront plus grands pour réparer les muscles et récupérer après l'entraînement. Des études démontrent cependant que vous n'avez besoin que de 1,2 à 1,4 g de protéines par kilo de poids corporel pour répondre aux exigences d'un programme moyen d'entraînement : toute quantité supplémentaire n'ajoute aucun bienfait.

LES FIBRES ALIMENTAIRES

De quoi s'agit-il ?

Les fibres alimentaires sont la partie non digestible de nos aliments, et elles aident au bon fonctionnement de notre système digestif. Il existe deux types de fibres alimentaires : les solubles et les insolubles.

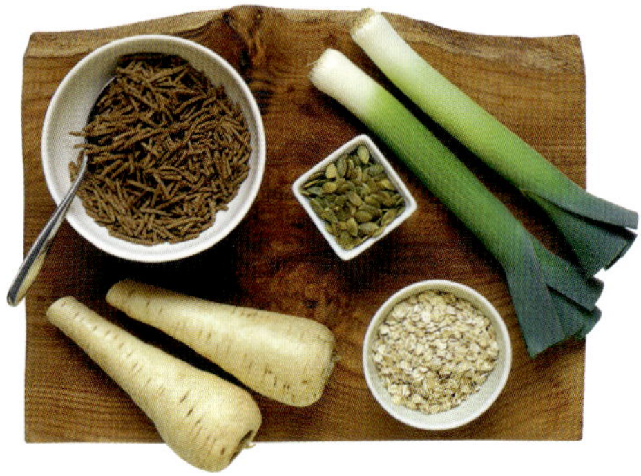

LES FIBRES SOLUBLES

Dissoutes dans de l'eau, elles se gélifient. Présentes dans les fruits, les légumes, les légumineuses et le son d'avoine, elles aident à réduire le taux de cholestérol lorsqu'elles sont consommées dans le cadre d'un régime faible en gras saturés et peuvent aider à contrôler la glycémie.

LES FIBRES INSOLUBLES

Ces fibres ne peuvent se dissoudre dans l'eau. Elles absorbent l'eau sur son passage à travers le corps et contribuent à augmenter le volume des selles. Elles sont présentes dans les fruits, les légumes, les grains complets et le son de blé.

Pourquoi en avons-nous besoin ?

Un régime riche en fibres comporte plusieurs avantages : il peut améliorer votre degré d'énergie et aider à diminuer vos risques de diabète, de maladie cardiaque et possiblement de cancer.

Et il peut vous aider à contrôler votre poids. Les fibres ralentissent la digestion et créent une sensation de satiété. Elles sont donc un outil utile, mais il vous faudra consommer au moins six portions de fruits et de légumes et trois portions de grains complets chaque jour pour satisfaire aux recommandations. Certains types de fibres réduisent le cholestérol, normalisent la glycémie chez les diabétiques et, bien sûr, aident au transit intestinal.

ALIMENTATION SAINE ET GESTION DU POIDS

Comprendre les nutriments n'est pas si compliqué : il s'agit principalement de vous assurer de contrôler votre apport en calories tout en consommant les quantités adéquates de nutriments essentiels. Consommez une variété d'aliments, surtout ceux qui sont riches en nutriments, mais faibles en calories.

Et n'oubliez pas de :

- Manger des fruits et légumes en grande quantité
- Faire le plein de fibres
- Éviter les gras saturés
- Boire beaucoup d'eau
- Opter pour des protéines maigres

LES VITAMINES ET MINÉRAUX

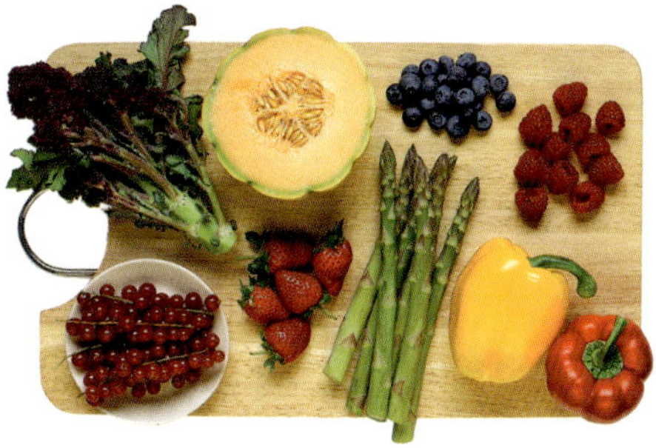

Les vitamines et les minéraux sont des composantes essentielles de notre alimentation quotidienne. Bien qu'ils ne fournissent aucune énergie directe sous forme de calories, ils jouent tout de même un rôle très important car ils sont indispensables à la décomposition des micronutriments pour la création d'énergie. Comme bien souvent de petites quantités suffisent, ils sont souvent appelés « micronutriments ». Jetez un coup d'œil au guide de référence abrégé (pages 30 et 31), qui vous informera des bienfaits de vos fruits, légumes et autres aliments préférés. Rappelez-vous : les aliments ont une incidence directe sur votre santé et votre apparence. Certains régimes recommandent la prise de suppléments vitaminiques et minéraux, ce qui, à mes yeux, est suspect. Une alimentation équilibrée composée d'aliments frais et non transformés devrait vous fournir tous les micronutriments dont vous avez besoin, à moins que vous ayez été malade, que vous soyez enceinte ou une personne âgée.

L'EXTRACTION DE JUS

Extraire le jus de fruits et de légumes est une excellente façon d'obtenir une foule d'antioxydants et d'aider à satisfaire votre quota de fruits et légumes. Vos papilles vont graduellement apprendre à aimer les jus faits uniquement de légumes. Ces recettes renferment des fruits pour en adoucir le goût.

Le cocktail de base : passer à la centrifugeuse 3 carottes, 2 branches de céleri, un morceau de gingembre de 2,5 cm (1 po) et la moitié d'une pomme. Une bonne source de bêtacarotène et de zinc, ce jus stimule le système immunitaire.

Le remontant: extraire le jus de 3 carottes, 2 tiges de fenouil, avec les feuilles, et la moitié d'un citron. Il soulage la fatigue et stimule la libération de produits chimiques dans le cerveau qui créent un sentiment de bien-être.

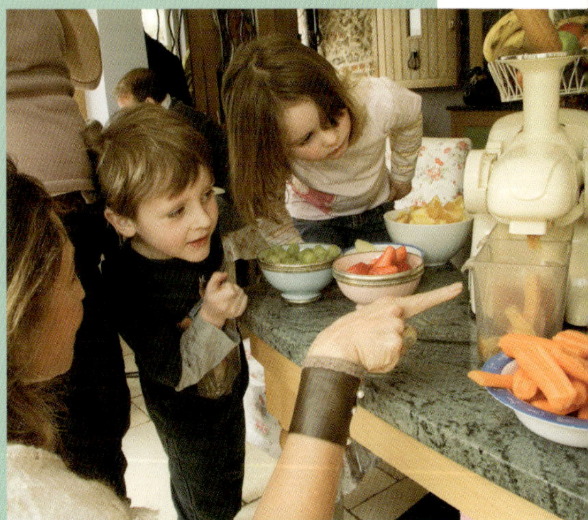

L'EAU

Aucune ressource naturelle n'est sous-évaluée autant que l'eau fraîche. Rien d'autre n'aura une telle incidence immédiate sur votre niveau d'énergie. Si vous buvez moins de huit verres (2 litres) d'eau par jour, il se peut que votre corps soit déshydraté et vous manquiez d'énergie. Votre cerveau interprétera mal cette fatigue et aura des envies de sucre pour en augmenter le niveau.

Votre soif ne sera pas étanchée avec du thé, du café ou des colas ; ils vous déshydrateront aussi. L'eau pure est la meilleure boisson qui soit.

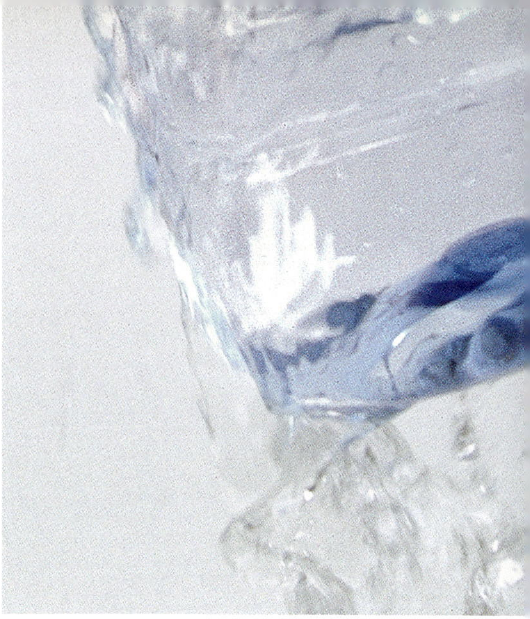

Pourquoi l'eau est-elle importante ?

L'eau est essentielle à chacun des processus qui se déroulent dans notre corps. Chaque cellule baigne dans de l'eau et chaque réaction chimique ou physiologique nécessite sa présence.

Même si votre corps n'est que légèrement déshydraté, vous lui demandez de fonctionner dans un environnement qui ne lui est pas optimal.

Pourquoi l'eau est-elle si importante à la gestion du poids ?

L'eau fait gonfler les cellules alimentaires et aide notre corps à tirer parti de nutriments essentiels. Elle crée aussi une plus grande sensation de satiété en augmentant le volume des aliments et en étirant les parois de l'estomac, ce qui envoie au cerveau un message de satiété. De plus, la teneur en eau du sang aide à l'absorption et au transport de tous les nutriments, vitamines et minéraux que nous consommons (les graisses ne peuvent être décomposées qu'en présence d'eau), et débarrasse le corps de ses déchets.

Cet élément est indispensable à vos efforts : un corps alimenté plus sainement sécrète, au début, plus de toxines, qui doivent être éliminées. Enfin, l'hypothalamus, la partie régulatrice du cerveau, envoie des messages qui nous disent si nous avons faim ou soif. Malheureusement, si nous devenons déshydratés, nous perdons la capacité de comprendre le vrai message que notre hypothalamus nous envoie.

Quelle quantité devrais-je boire ?

Les recherches démontrent qu'il nous faut 1 ml de liquide par calorie consommée. Donc, si vous consommez environ 1 600 calories par jour, il vous faut un minimum de 1,6 litre (7 tasses) d'eau. Bien qu'une alimentation riche en fruits et légumes puisse fournir une certaine quantité de ce liquide, il faut tout de même la

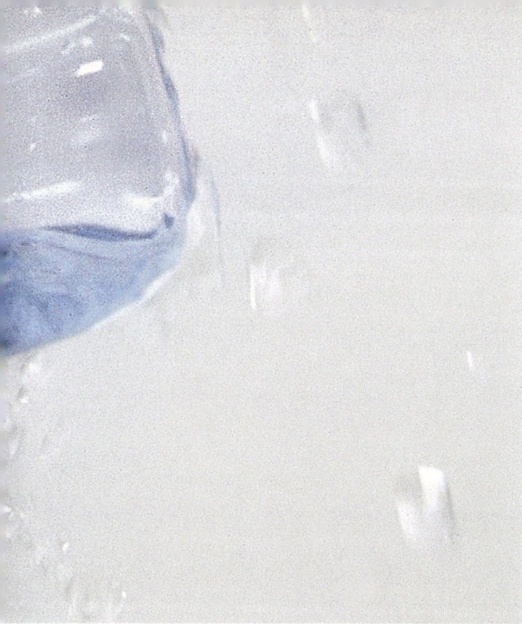

complémenter par de l'eau. Répartissez votre consommation d'eau sur toute la journée. Si vous suivez la recommandation de 2 litres (8 tasses), c'est ½ litre (2 tasse) au cours de l'avant-midi, 1 litre (4 tasses) en après-midi et le reste en la soirée. Au début vous ferez de nombreuses visites au petit coin, mais au fur et à mesure que votre corps s'ajustera, cet effet s'estompera.

LE SODIUM ET LE SEL

En matière de santé, nous devrions tous être conscients de la quantité de sel que contiennent nos aliments.

De quoi s'agit-il ?

Le sodium est un minéral sans calorie qui s'inscrit dans notre alimentation sous forme de sel. La salière n'est pas seule en cause : on évalue qu'environ 75 % du sodium de notre alimentation provient d'aliments transformés.

Pourquoi en avons-nous besoin ?

Pour que notre corps fonctionne rondement, il nous faut une certaine quantité de sel, qui aide au fonctionnement des voies d'accès nerveuses et au maintien de nos muscles. Par contre, des quantités trop élevées de sel ont été clairement liées à l'hypertension (il augmente la tension artérielle), qui, en retour, augmente le risque de maladie cardiaque ou d'un AVC. On estime actuellement à environ 9 g par jour, soit 2 cuillers à thé (à café), la quantité de sel que nous consommons quotidiennement. Ces chiffres sont inquiétants.

Quelle quantité nous faut-il ?

Chaque personne devrait limiter sa consommation quotidienne de sodium à 1 500 mg par jour, soit un peu moins de ½ cuiller à thé (à café) qui en contient environ 1 200 mg. Faites l'essai d'épices, d'herbes, de citron et d'assaisonnements sans sel pour réduire votre ingestion de sodium. Et n'oubliez pas de lire les étiquettes !

OPTEZ POUR LE SEL DE MER

Le sel de mer favorise la santé étant donné qu'il contient plusieurs autres minéraux, dont du magnésium et du calcium. C'est l'alternative santé au chlorure de sodium. Utilisez-le dans la préparation de vos plats et sur vos aliments comme remplacement du sel de table. Vous pouvez consommer jusqu'à 5 g ou 1 c. à thé (à café) par jour sans danger.

LES VITAMINES ET LEUR RÔLE DANS LE CORPS

Vitamine	En contiennent	Rôle
Vitamine A (retinol)	Produits laitiers, légumes-feuilles, fruits jaunes et orange, céréales et farines d'avoine enrichies	Bonne pour la croissance, la vision, les cellules de la peau, les intestins et les voies respiratoires.
Vitamine B1 (thiamine)	Tous les légumes, céréales et farines d'avoine enrichies, grains complets, riz et pâtes, viandes	Maintien du système nerveux et du cœur ; favorise la croissance. Métabolisation des glucides et la production d'énergie.
Vitamine B2 (riboflavine)	Légumes-feuilles verts, grains complets, abats	Contribue à libérer l'énergie des protéines, des gras et des glucides.
Vitamine B3 (niacine)	Céréales et avoine enrichies, viande et volaille	Contribue à la métabolisation des glucides, des protéines et des graisses.
Vitamine B6 (pyridoxine)	Grains complets, viande, volaille, poisson	Maintien du système nerveux, production d'énergie et métabolisation du glucose et des protéines.
Vitamine B12 (cobalamine)	Viande, fruits de mer	Développement des cellules, maintien du système nerveux et métabolisation des protéines et des graisses.
Vitamine C (acide ascorbique)	Agrumes, petits fruits	Essentielle à la structure osseuse, au cartilage, aux muscles et aux vaisseaux sanguins ; santé des capillaires et des gencives, absorption du fer.
Vitamine D (calciférol)	Produits laitiers, poisson	Contribue à la formation des os et des dents, maintien du cœur et du système nerveux.
Vitamine E (alpha-tocophérol)	Légumes-feuilles verts, céréales et avoine enrichies, produits céréaliers, huiles végétales, noix	Protection des tissus, des cellules sanguines et des acides gras essentiels contre les dommages.
Vitamine K	Légumes-feuilles verts, fruits, produits céréaliers, huiles végétales, noix	Protection des tissus, des cellules sanguines etdes acides gras essentiels contre les dommages.
Biotine	Céréales et avoine enrichies, produits céréaliers, huiles végétales, noix, grains complets, abats	Essentielle à la coagulation du sang..

Vitamine	En contiennent	Rôle
Calcium	Lait et produits laitiers	Essentiel pour des os et des dents en santé.
Chrome	Grains complets, huile de maïs, palourdes, levure de bière	Contraction musculaire et la transmission d'influx nerveux.
Folate (folacine, acide folique)	Légumes-feuilles verts, abats	Métabolisme du glucose, augmente l'efficacité de l'insuline.
Iode	Légumineuses, noix, huîtres, abats, fruits de mer	Formation des globules rouges, croissance des os et santé générale. Avec la vitamine C, crée de l'élastine, un composant de la thyroxine, une hormone qui contrôle le métabolisme.
Fer	Légumineuses, viandes	Formation de globules rouges. Améliore la qualité du sang, augmente la résistance au stress et aux maladies.
Magnésium	Légumes verts	Équilibre acidité/alcalinité, métabolisation des glucides, des minéraux et des sucres.
Manganèse	Grains complets, noix	Activation d'enzymes, de glucides, production de graisses, des hormones sexuelles, développement squelettique.
Acide pantothénique	Tous les légumes, fruits, grains complets, viandes	Libération de l'énergie des graisses et des glucides.
Phosphore	Lait et produits laitiers, œufs, grains, viandes, volaille, poisson	Acheminement d'énergie aux cellules, formation des os et des dents.
Potassium	Tous les légumes (surtout les pommes de terre et les tomates), viandes maigres	Entretien des liquides organiques, contrôle de l'activité du coeur, du système nerveux et des reins.
Sélénium	Graines, fruits de mer, abats, viandes maigres	Protection des tissus contre les dommages oxydants (radiation, pollution et réactions métaboliques normales).
Zinc	Œufs, grains complets, fruits de mer, abats, viandes maigres	Digestion et métabolisation, développe le système de reproduction, accélère la guérison.

VOTRE PANIER D'ÉPICERIE SAIN – LES NOTIONS DE BASE

Faites plusieurs copies de cette liste. Cochez les articles lorsque vous en manquez et ajoutez les articles non essentiels sous la rubrique « Divers ».

Liste d'épicerie

Fruits et légumes

Ail
Aubergines
Bananes
Brocoli
Carottes
Céleri
Champignons
Citrons
Chou (vert ou rouge)
Chou-fleur
Concombres
Courge musquée
Courgettes
Légumes-feuilles frais
Melons
Oignons
Oranges
Pamplemousses
Patates douces
Persil
Poivrons
Pommes
Prunes
Raisin

Viande et poisson

Bacon (porc ou dinde) et jambon (maigre)
Bœuf (haché maigre ; divers biftecks maigres)
Poulet (poitrines sans peau et morceaux avec os)
Agneau (côtelettes et haché)
Porc (côtelettes)
Filets de saumon
Filets d'aiglefin ou autre poisson blanc
Crevettes
Dindon (poitrine hachée)

Liste d'épicerie (suite)

Pour la cuisson

Arachides, non salées, rôties à sec
Cassonade ou succédané de cassonade
Fines herbes séchées et épices
Fruits séchés (abricots, raisins)
Graines (sésame, tournesol, citrouille)
Huile de sésame
Huile d'olive
Noix (amandes, noix de macadamia, pacanes, noix de pin, pistaches, noix de Grenoble)
Noix de coco (non sucrée)
Poudre de cacao (non sucrée)
Sel de mer et poivre noir

Aliments en conserve et en pot

Bouillon à teneur réduite en sel
Fruits dans du jus de fruits (sans sucre ajouté)
Haricots séchés ou en conserve (noirs, lentilles brunes, pois chiches, pinto, rouges, blancs)
Olives
Piments verts doux
Poissons (anchois, saumon, sardines, filets de truite, thon dans de l'eau de source ou huile d'olive légère, crabe)
Poivrons rouges rôtis
Produits de la tomate, en conserve

Condiments et sauces

Beurre de noix, naturel
Flocons de piments séchés
Mayonnaise (sans sucre ajouté, faible en gras)
Mirin (vinaigre de vin de riz japonais)
Moutardes

Liste d'épicerie (suite)

Sauce marinara (faible en sucre)
Sauce piquante
Tartinade aux fruits
Vinaigres (cidre, balsamique, vin rouge/blanc)

Riz, nouilles, grains
Riz brun
Avoine à gruau
Couscous de blé complet
Nouilles de blé complet
Orge perlé
Quinoa
Semoules fines d'avoine

Aliments surgelés
Brocoli
Épinards
Fruits (sans sucre ajouté)
Haricots verts
Maïs
Pois

Pains
Pain de blé complet
Pains plats de blé complet
Tortillas (maïs, blé complet)

Aliments réfrigérés
Beurre (léger, de préférence)
Fromage : cheddar, parmesan, en crème (faible en gras), cottage (fromage blanc)
Jus d'orange
Lait, écrémé ou partiellement écrémé
Margarine faible en gras (évitez les gras trans/hydrogénés)
Œufs
Yogourt (nature, bio et faible en gras)

LIRE LES ÉTIQUETTES

Les étiquettes des aliments sont parfois trompeuses. Par exemple, certaines étiquettes de beurre d'arachide affichent « sans cholestérol ». Bien. Or, le beurre d'arachide, au départ, ne contient pas de cholestérol ! Et « sans cholestérol » ne signifie pas « sans gras ». Certains produits, malgré leur étiquette « sans gras ajouté », contiennent peut-être de l'huile de noix de coco ou de palme, dont la teneur en gras saturés est élevée.

Voici certaines choses à surveiller :

- L'apport total en gras, pas seulement en gras saturés. Tout gras, sain ou non, comporte 9 calories par gramme.
- La mention « faible en gras » n'est pas nécessairement juste. Une pomme est un aliment naturellement faible en gras, tandis que la mayonnaise « faible en gras » ne l'est pas !
- Évitez les gras trans. Plus le terme « hydrogéné » se retrouve haut dans la liste des ingrédients, plus l'aliment est composé de gras malsains.
- Ne vous fiez pas à la mention « réduit en gras », mais plutôt au nombre total de calories : des sucres et autres substances aussi caloriques peuvent avoir été utilisées pour compenser.
- Procurez-vous un compteur de calories ou consultez-en un en ligne.

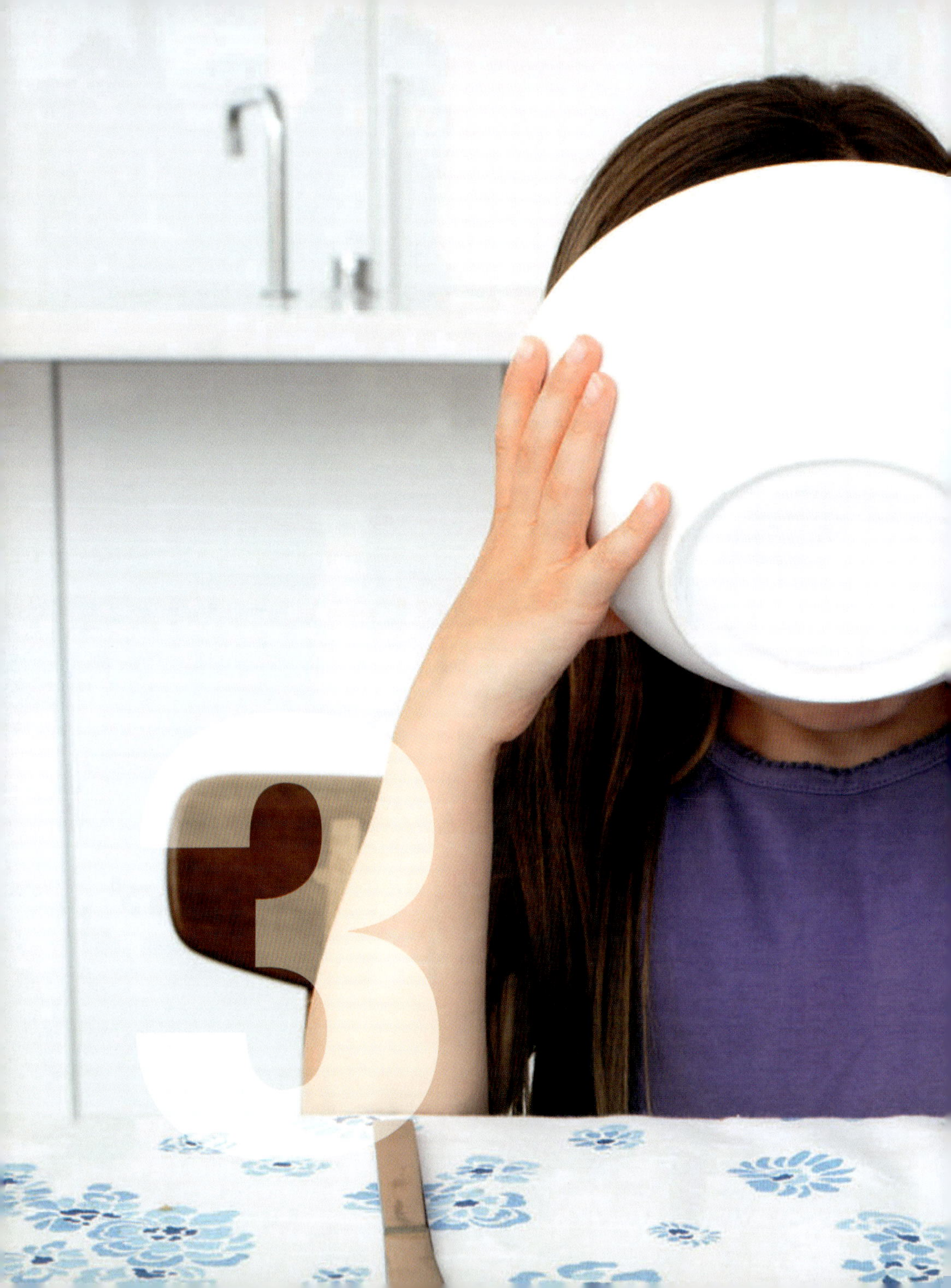
3

Vos habitudes alimentaires

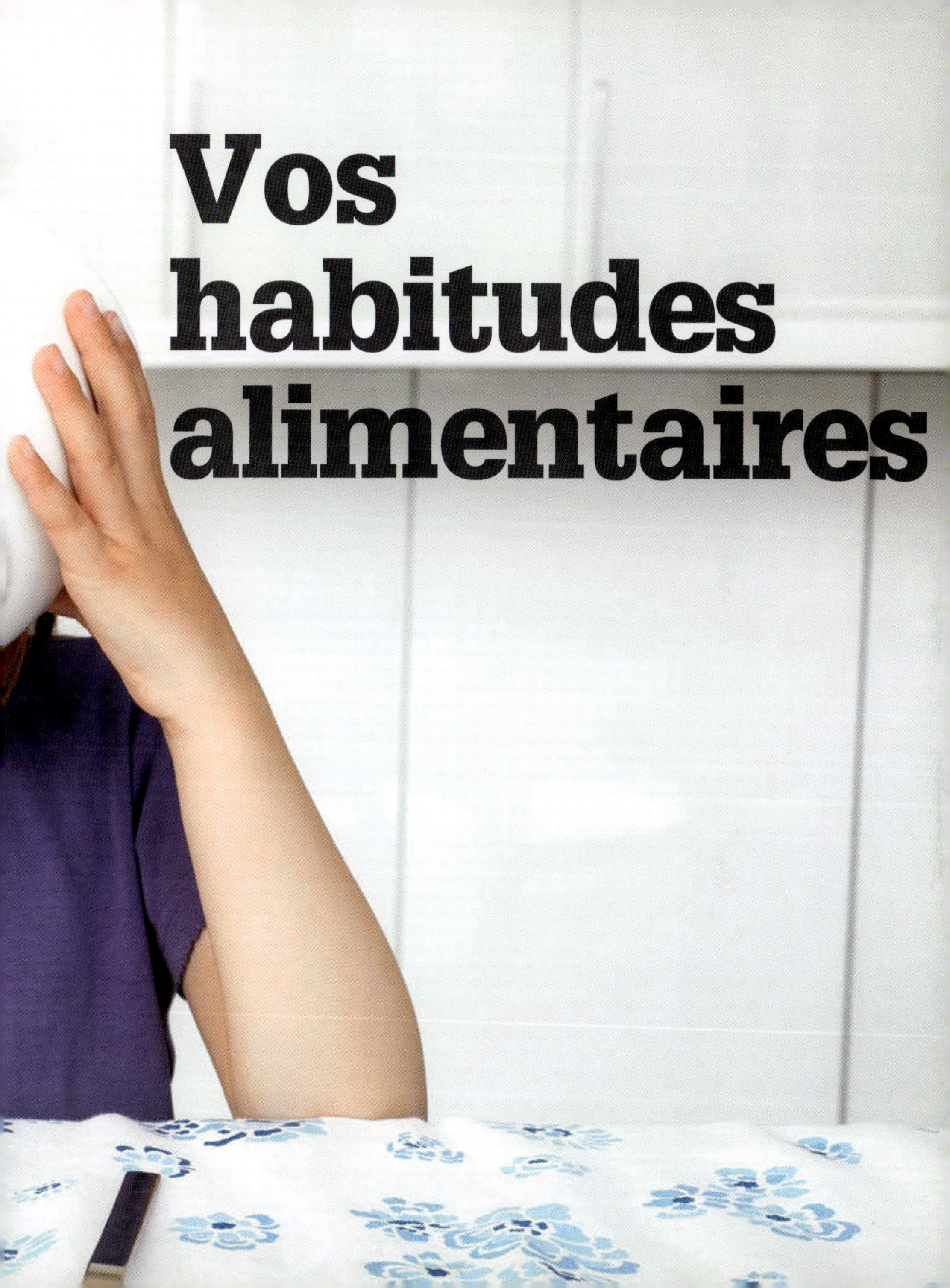

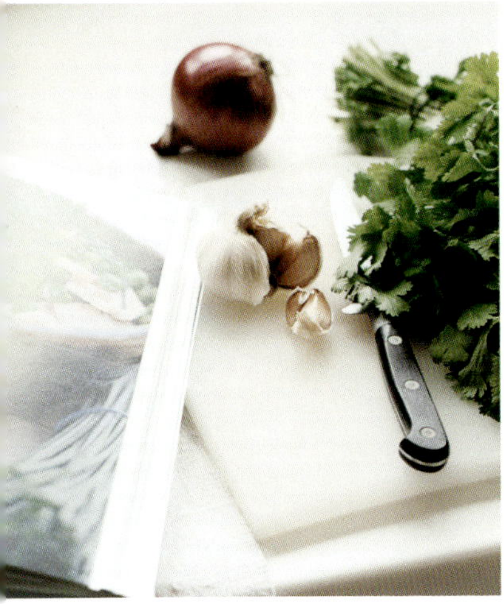

Comment réduire les calories, en 7 étapes faciles

Les principes suivants vous aideront à atteindre le poids que vous visez. Souvenez-vous que les gens qui ont atteint leur objectif et l'ont maintenu ne comptent pas continuellement les calories, mais ils en sont toujours conscients. Vous aussi développerez cette habileté au fil du temps.

1. OBSERVEZ LE « COUVRE-FEU POUR LES GLUCIDES »

C'est-à-dire ne consommez aucun féculent – pain, pâtes, riz, pommes de terre ou céréales – après 17 heures. Pas de panique ! Il y a tant d'autres aliments nourrissants qui s'offrent à vous. Votre repas peut être composé d'une grande variété d'aliments nutritifs, tels que les viandes et poissons maigres, fruits, légumes, légumineuses et produits laitiers, et être tout à fait succulent !

Découvrez les idées de repas du soir des pages 74 à 95 et vous serez convaincu. Pour bon nombre de mes clients, le « couvre-feu pour les glucides » est à l'origine du succès de leur contrôle de poids. Le « couvre-feu pour les glucides » aide à contrôler les niveaux d'insuline, ce qui signifie qu'il est plus facile de stabiliser son niveau d'énergie, un élément important pour perdre ses kilos en trop.

Pourquoi ?

- Il s'agit d'une façon simple de créer un écart énergétique ; vous diminuerez le nombre de calories et vous vous alimenterez de légumineuses énergétiques à libération lente. Vous aurez donc moins faim et aurez plus d'énergie.
- Préférez les fruits et les légumes au riz ou aux pâtes, et votre apport en vitamines et minéraux augmentera, un aspect important de la décomposition des micronutriments.
- Les ballonnements sont réduits. Quand votre corps digère et emmagasine les glucides, il les transforme en glucose et les stocke sous forme de glycogène dans les muscles ou comme graisse dans les cellules adipeuses. Les stocker sous forme de glycogène est bien préférable, mais pour y arriver, votre corps doit stocker trois unités d'eau par unité de glycogène. Il en résulte un ventre gonflé.
- Finie la « gueule de bois alimentaire ». Si vous vous gavez de nourriture en soirée, vous vous éveillerez avec la « gueule de bois » et ne voudrez pas manger le matin venu. Vous serez encore affamé en soireé.

2. SOYEZ CONSCIENT DES PORTIONS DONT VOUS AVEZ BESOIN

L'un des grands coupables de la prise de poids est le fait de trop manger. Les portions servies dans les restaurants ont été multipliées par huit au cours des vingt dernières années, les entreprises se faisant concurrence pour attirer le consommateur en lui en offrant toujours plus pour son argent. Les portions devenant de plus en plus grosses, il devient difficile de savoir ce que constitue une portion « normale ».

Pourquoi ?

- Mangez vos aliments préférés, pourvu que vous en contrôliez la quantité.
- Un excès de nourriture signifie un excès de calories.

3. MANGEZ DES PROTÉINES À CHAQUE REPAS

Bien que plusieurs nutritionnistes se méfient des dangers potentiels des régimes alimentaires riches en protéines, en consommer un peu plus qu'à l'habitude peut être un outil efficace pour perdre des kilos car elles prolongent la sensation de satiété.

Pourquoi ?

- Les protéines contiennent un acide aminé essentiel appelé « leucine », un régulateur musculaire essentiel à la perte de poids fourni uniquement par les protéines.
- Elles atténuent la hausse de la glycémie à la suite d'un repas ou d'une collation, ce qui vous donne de la résistance.
- Les protéines stimulent la sécrétion de la dopamine, un neurotransmetteur qui améliore votre vivacité d'esprit, favorise la concentration et réduit le sentiment de léthargie.

EN FINIR AVEC LES TROP GROSSES PORTIONS – QUELQUES TRUCS

Peser ses aliments… Quelle tâche ennuyeuse. Veillons plutôt à simplifier les choses. Pour maîtriser la composition de vos repas, créez-vous un panier de « grosseurs de portions » dans votre cuisine contenant des articles de tous les jours qui sont de la même taille que les portions d'aliments que vous devriez consommer. En peu de temps, vous connaîtrez parfaitement bien la taille idéale de vos portions. Vous pouvez manger vos aliments préférés, mais vous en contrôlez la quantité et le nombre de calories que vous consommez. Utilisez ces objets comme point de départ :

Pensez à…	Pour…
Deux dés	Noix et fromage
Jeu de cartes	Viande et poisson
Cuiller à thé	Huiles et gras
Balle de tennis	Légumes
Balle de golf	Riz ou couscous non cuit
Souris informatique	Portion cuite de féculents

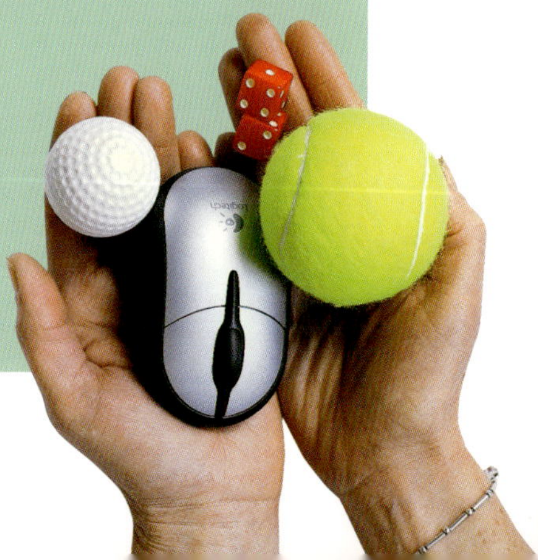

4. DIMINUEZ VOTRE APPORT EN GRAS

On s'interroge encore sur la capacité des régimes faibles en gras (moins de 25 pour cent des calories totales) à contribuer à la perte de poids car les bonnes sources de gras sont censées aider votre corps à brûler d'autres types de calories. Réduisez les mauvais gras et consommez suffisamment de bons gras.

Pourquoi ?

- Des recherches ont révélé que le simple fait de réduire votre consommation de graisse alimentaire favorise la perte de poids parce que vous consommez beaucoup moins de calories.
- Parce que les aliments à forte teneur en gras ne sont pas vraiment rassasiants, vous risquez de trop en manger ; or, même une petite quantité de gras comporte un nombre élevé de calories. Il n'y a aucun avantage à « manger gras ».

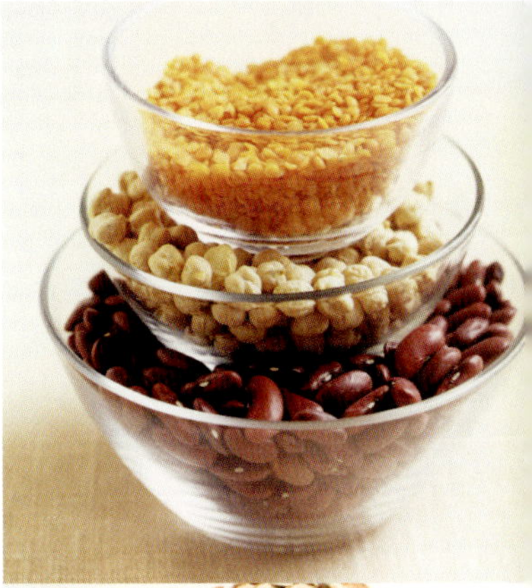

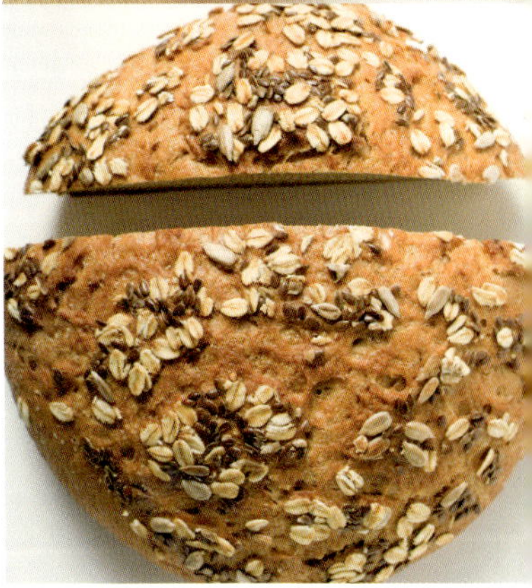

5. ARMEZ-VOUS EN DÉBUT DE JOURNÉE

Si vous vous privez de nourriture pendant la journée dans l'espoir de créer un écart énergétique, vous courez au désastre : se sous-alimenter pendant le jour conduit invariablement aux excès en soirée. Or, en débutant chaque journée avec des aliments qui libèrent lentement de l'énergie, vous serez sur la bonne voie. Ne vous inquiétez pas, il n'est pas nécessaire que vous mangiez aussitôt sorti du lit.

Pourquoi ?

- Votre niveau d'énergie s'en trouve stabilisé. Lorsque vous aurez faim, il sera difficile de faire les bons choix alimentaires, et lorsque vous vous remettrez à manger, il vous sera plus difficile de déterminer votre degré de satiété.
- En mangeant lorsque vous avez faim, vous distribuez vos calories de façon égale pendant la journée. Vous brûlerez ainsi plus de calories par l'effet thermique des aliments, et vous aurez un niveau d'énergie constant.

6. LIMITER LA CONSOMMATION D'ALCOOL

L'alcool est un accumulateur de kilos sournois. Or, vous n'avez pas à y renoncer, il suffit simplement de consommer avec modération. Du point de vue « santé », « modération »

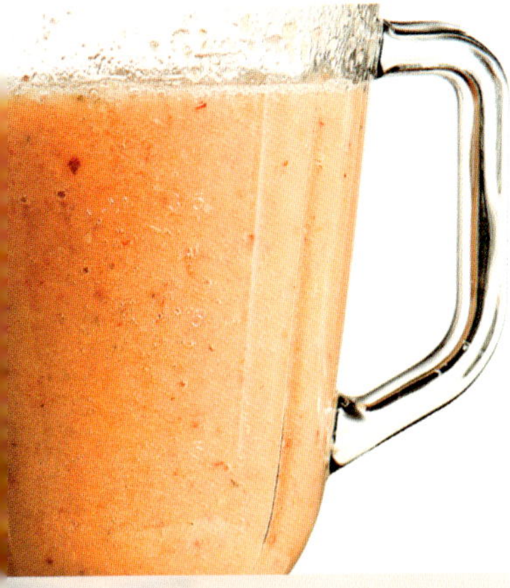

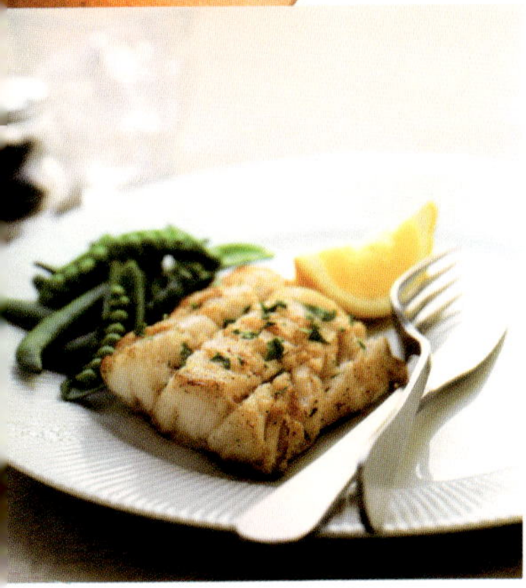

équivaut à deux consommations par jour. Du point de vue « poids », boire moins d'alcool se traduit par moins de calories consommées. À certaines étapes de votre plan de perte de poids, éliminer complètement l'alcool de votre alimentation pourrait vous faire réaliser des pas de géant dans l'atteinte de votre objectif.

Pourquoi ?

- L'alcool renferme beaucoup de calories. Une bouteille de bière de 500 ml (16 oz) en contient 145, et 50 ml (2 oz) de whisky en compte 112. L'alcool ne peut être utilisé par les muscles aussitôt qu'il est ingéré : il entre directement dans le système sanguin où il est métabolisé avant que le corps le transforme en glucides ou en gras. Les recherches révèlent aussi que, pour la même quantité de calories, un verre de vin peut contribuer davantage à l'embonpoint qu'une tranche de gâteau.
- Il vous « désensibilise » face aux calories, votre autodiscipline disparaît et vous choisissez des aliments de moins bonne qualité
- Une étude de l'American Journal of Clinical Nutrition a dévoilé que la sensation de satiété de volontaires ayant bu un seul verre de vin ou de bière était moins grande après leur repas et que leur apport en calories était plus élevé au cours des 24 heures suivantes.

7. CONSOMMEZ PLUS D'ALIMENTS LIQUIDES

Essayez d'incorporer plus de soupes, de jus et de smoothies à votre alimentation, ainsi que des légumes et des fruits à teneur élevée en eau. Teneur élevée en eau ne signifie cependant pas repas bien arrosés !

Pourquoi ?

- Les aliments à teneur élevée en eau aident à tromper l'appétit et contribuent à votre sensation de satiété. Des études ont démontré que les personnes au régime qui suivent ce conseil ont tendance à respecter leur diète et que leur appétit est apaisé.

L'ALCOOL ET VOTRE SANTÉ

La bonne nouvelle : une consommation modérée d'alcool comporte certains bienfaits pour la santé. Une étude récente effectuée par l'Université de l'Alabama a révélé qu'une consommation modérée d'alcool peut réduire jusqu'à 20 pour cent les taux de production et de circulation d'une protéine de coagulation appelée « fibrinogène ». Des taux élevés de cette dernière sont associés à une insuffisance coronaire, aux maladies des vaisseaux périphériques et cardiovasculaires. D'autres recherches associent une consommation modérée d'alcool à un risque réduit de calculs biliaires. Par contre, la consommation abusive et chronique d'alcool est la principale cause de plusieurs maladies cardiovasculaires, notamment l'hypertension, ainsi que les maladies du foie et des organes gastro-intestinaux. Cette habitude aussi peut nuire aux os.

DES TRUCS POUR BOIRE « SANTÉ »

- Portez attention à la taille de votre verre ! La plupart des bistrots et des bars servent le vin dans des verres de 175 ml (6 oz) et même de 250 ml (8 oz), mais la quantité habituellement mesurée par les organismes de santé est de seulement 125 ml (4 oz) d'un vin à 9 pour cent d'alcool. Il est facile de trop consommer sans s'en rendre compte ; si vous buvez d'un gros verre, ou si vous buvez un vin dont la teneur en alcool est plus élevée. Par exemple, 125 ml (4 oz) de vin à 12 pour cent en alcool représentent 1,5 unité. 625 ml (20 oz) de bière normale (3,5 pour cent d'alcool) et une mesure de spiritueux (40 pour cent d'alcool) constituent chacun 1 unité.
- Les services de santé public recommandent une consommation quotidienne maximale d'environ 3 unités par jour pour les femmes et 4 unités pour les hommes en tenant pour acquis que les gens ne boiront pas leur quota maximal chaque jour.
- Si vous buvez 3 unités de vin rouge par jour, vous consommez 255 calories de plus par jour. Si vous buvez 4 unités de bière, vous consommez 400 calories. Vous devrez augmenter votre activité aérobique de beaucoup pour brûler ces calories supplémentaires !
- Prenez des congés d'alcool pendant la semaine, mais évitez de « réserver » vos unités non consommées pour le vendredi soir : le foie est trop sollicité, réduisant votre niveau d'énergie et favorisant de mauvaises habitudes alimentaires.
- Mélangez l'alcool à des boissons gazeuses ou de l'eau pour éviter la déshydratation.
- Évitez les croustilles ou les noix – le sel vous donnera soif et vous boirez davantage.
- Ne buvez pas d'alcool lorsque vous avez l'estomac vide. Votre corps métabolisera plus lentement l'alcool et vous vous sentirez ivre très rapidement. Si vous êtes de petite taille, si vous avez un excédent de poids important ou êtes fatigué, votre corps tolérera moins bien l'alcool. Les femmes pourraient constater que leur tolérance est plus faible pendant leurs règles.

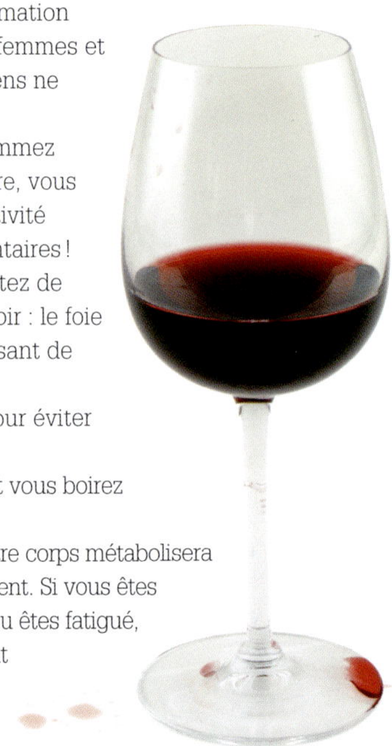

Des idées de menus

Des idées de menus ont été réalisées afin que vous puissiez faire un choix de repas regroupés en fonction de leur apport calorique (toutes les recettes se trouvent au chapitre 4). Faites vos choix à partir des listes afin qu'ils totalisent votre limite calorifique quotidienne.

Essayez de répartir vos calories de façon égale durant toute la journée. Par exemple, si votre nouvel apport calorique quotidien est de 1 800, vous pourriez choisir d'organiser vos calories de la façon suivante :

- Matin = 500 calories
- Midi = 500 calories
- Collation = 300 calories
- Soir = 500 calories

ET SURTOUT, N'OUBLIEZ PAS DE MANGER !

Si vous ne consommez pas assez de calories, votre métabolisme sera mis en alerte quant à la possibilité imminente d'un manque de nourriture et de famine. Il ralentira dès que l'instinct de survie se mettra en action (c.-à-d., il améliore sa capacité à conserver les graisses que vous avez emmagasinées). Il est probable que vous ne bénéficierez pas des nutriments dont vous avez besoin ; votre santé en souffrira et votre niveau d'énergie fléchira.

OBJECTIFS DES REPAS

Lorsque vous planifiez les repas d'une journée complète, gardez en tête les objectifs des repas suivants et optez pour des aliments qui maintiendront votre niveau d'énergie toute la journée.

LE MATIN

Pour vous aider à raviver votre esprit après votre mini-hibernation. Veillez à consommer des protéines et une petite quantité de glucides pour bien équilibrer votre repas.

LE MIDI

Pour combattre les coups de barre et garder l'esprit vif. Consommez de grandes quantités de légumes, une portion de protéines de la taille d'un paquet de cartes et une petite portion de glucides. Surveillez aussi votre apport en gras qui vous rendra léthargique s'il est trop élevé.

LA COLLATION EN APRÈS-MIDI

Pour conserver votre énergie jusqu'au soir. Si votre journée est stressante, faites appel aux glucides pour vous calmer. Une bonne hydratation vous aidera aussi à garder l'esprit vif. Si vous vous traînez les pieds, prenez un café. Utiliser la caféine de façon stratégique peut aider grandement ; essayez toutefois d'en réduire la consommation.

LE SOIR

Pour vous aider à oublier les tensions sans vous gaver avant d'aller au lit. Observez le « couvre-feu pour les glucides ». Si vous êtes affamé en arrivant à la maison, prenez un bol de soupe aux légumes : vous aiderez à tromper votre appétit jusqu'à l'heure du repas et vous aurez une longueur d'avance en fait de consommation de légumes et d'hydratation.

Matin

200 calories ou moins	300 calories ou moins	Environ 400 calories
Smoothie choco-banane (page 110)	Pain aux bananes et aux cerises aigres séchées (page 111)	Yogourt nature avec muesli et compote de pommes (page 55)
Délice citron aux graines de sésame (page 54)	Œuf poché sur rôtie avec jus d'orange (page 54)	Pain aux dattes et aux graines de citrouille (page 51)
Œuf poché sur rôtie (page 54)	Muffin anglais fruité (page 56)	Gruau à la semoule fine d'avoine et aux raisins secs (page 50)
Tranche moyenne de melon et 100 g (3 oz) de fromage cottage (fromage blanc) nature	Céréales avec lait et fruits (page 56)	Smoothie aux bleuets (myrtilles) et yogourt avec muesli (page 55)
100 g (3 oz) de yogourt nature bio faible en gras et 70 g (2 oz) de fraises	Smoothie aux framboises (page 56)	Muffins aux bananes (page 52)
1 rôtie de blé complet et une banane moyenne	Petit-déjeuner sur le pouce (page 56)	Rôties au beurre d'arachide (page 56)

Midi

300 calories ou moins	400 calories ou moins	500 calories ou moins
Pommes de terre au four farcies avec tomates séchées	Salade César avec poulet grillé à la cajun (page 65)	Maquereau à l'italienne (page 62)
Darnes de thon marinées avec champignons et salade de persil (page 68)	Salade de chou fruitée et épicée avec jambon, dans pain pita (page 61)	Fondant au thon facile (page 72) avec salade verte
Tofu teriyaki avec rouleau aux poivrons rouges et houmous (page 64)	Truite au four avec salade d'amandes effilées et de cresson (page 69)	Roulé à l'avocat et au poulet (page 72) et un verre de jus de fruits frais
Salade de lentilles et de lardons (page 70)	Pita farci de thon, champignons, persil et citron (page 60)	Lunch sur le pouce (page 72) avec un thé glacé
Sandwich scandinave (page 72))	Harengs grillés et gruau (page 67)	Un plat de la liste des lunchs de 300 calories ou moins, et un plat de la liste des desserts de 200 calories ou moins
	Pita à la salade niçoise (page 72)	

Soir

300 calories ou moins	400 calories ou moins	500 calories ou moins
Cari de poisson et de crevettes facile (page 79)	Tranche de jambon fumé avec lentilles du Puy et sauté de verdures (page 94)	Pépites de poulet santé avec croustilles au four (page 108)
Saumon d'été parfumé avec salsa de raisin mauve et de mangue (page 89)	Filet de poulet en papillote (page 80)	Cari vert thaï (page 76)
Soupe mexicaine aux légumes (page 90)	Poulet citronné cuit au four avec lentilles et roquette (page 83)	Crêpes aux pois chiches et aux amandes (page 95)
Légumes d'automne grillés avec tofu mariné au soya (page 84)	Poulet teriyaki sur oignons rouges et champignons (page 86)	Poulet au chili et burgers aux haricots blancs (page 93)
Chaudrée aux saveurs de l'Asie (page 87)		Un plat de la liste des repas du soir de 300 calories ou moins, et un plat de la liste des desserts de 200 calories ou moins

Collations et desserts

300 calories ou moins	400 calories ou moins	500 calories ou moins
Pomme et un morceau d'édam ou de feta de la taille d'une boîte d'allumettes	Un verre de 200 ml (7 oz) de lait écrémé et 2 petits carrés de chocolat noir	Pain aux dattes et graines de citrouille (page 51)
300 ml de lait partiellement écrémé	Smoothie choco-banane (page 110)	Muffins aux bananes (page 52) avec un morceau de fromage de la taille d'une boîte d'allumettes
Gelée de rhubarbe et de fraises (page 99)	2 biscottes fines avec tartinade santé au goût	Une poignée de fruits séchés et de noix
Bananes au four en papillote (page 100)	Orange, mangue et fruit de la passion (page 98)	2 biscottes fines garnies de ? avocat et de fromage cottage (fromage blanc)
Pêches au four avec mascarpone (page 102)	Fruit poché à la cannelle (page 101)	Smoothie choco-banane (page 57)
2 figues fraîches, ou une pêche, ou un petit bol de cerises	Barre muesli	Un petit morceau de gâteau aux bananes et aux brisures de chocolat (page 103)

L'alimentation des enfants

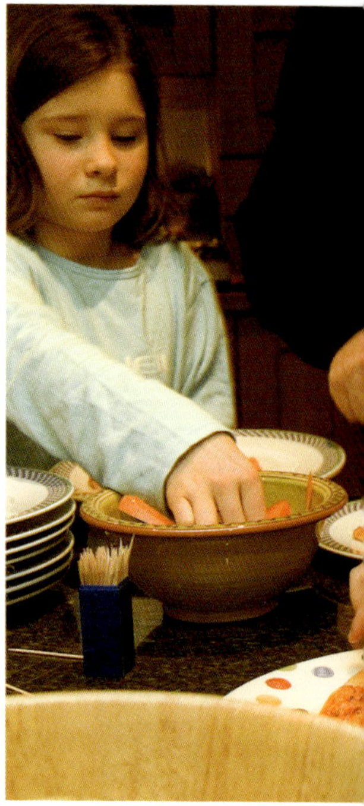

L'exercice et les activités physiques sont essentiels au maintien d'un poids santé, et font partie d'un mode de vie sain. Les aliments dont se nourrissent vos enfants revêtent autant d'importance. Les enfants devraient être incités à manger sainement et à prendre plaisir à se réunir autour d'une table. Bien s'alimenter stabilise l'humeur, régule le poids, aide les enfants à apprendre et à se concentrer, favorise la croissance et prévient les maladies. Les aliments sains devraient être un mode de vie plutôt qu'un régime mis en place de temps à autre. Rappelez-vous : aucun enfant ne devrait être « mis au régime ». Cela communique un mauvais message et entretient un modèle fondé sur l'échec.

LA MALBOUFFE

La tentation de la malbouffe chez les enfants provient de partout, entre autres de leurs amis, mais aussi de messages publicitaires. Mais il est indispensable de la combattre. Souvenez-vous que vous êtes un modèle de comportement : si vous avez l'habitude de commencer votre soirée de détente avec des croustilles et une tablette de chocolat, attendez-vous à ce que vos enfants veuillent la même chose ! Efforcez-vous de manger ensemble, des aliments sains, et éliminez le mot « diète » de votre vocabulaire.

Nous aimons tous nous accorder une petite gâterie de temps en temps. Or, vous pourriez aider à redéfinir le mot « gâterie » de façon intelligente. Les asperges peuvent être présentées comme une gâterie spéciale. Une poignée de belles cerises mûres ou alors des crudités multicolores et un petit bol de trempette pour chacun fera le bonheur des enfants.

Évitez d'utiliser le mot « gâterie » en parlant des sucreries ou des croustilles. Faites-en plutôt des aliments à manger à l'occasion en expliquant qu'ils ne sont pas très bons pour la santé mais que, pourvu que son alimentation soit saine, votre enfant peut s'en offrir à l'occasion. Si vous apprenez à vos papilles à apprécier les saveurs fraîches et naturelles, il y a fort à parier qu'elles seront rebutées par le goût extrêmement salé ou sucré de la plupart des aliments de malbouffe.

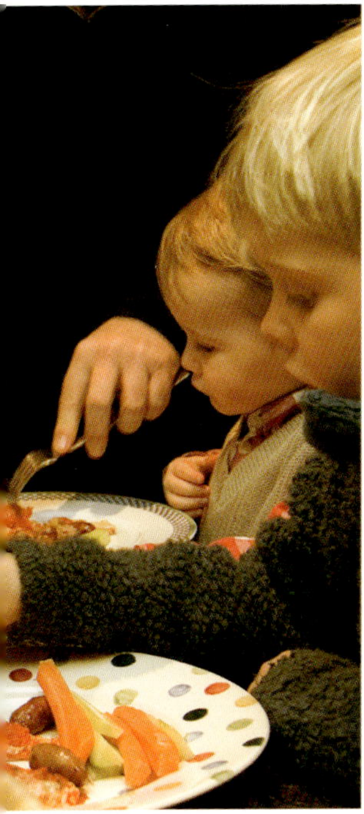

DES TRUCS QUI FONCTIONNENT

▪ Faites que l'heure des repas soit aussi du temps à passer en famille. Respectez autant que possible l'heure prévue du repas. Mangez à la table, éteignez le téléviseur et discutez de vos journées respectives.

▪ Faites-vous aider ! Impliquez vos enfants dans la préparation de repas nourrissants. Dès la petite enfance, les enfants sont fascinés par la texture, la couleur et le goût des aliments. Aidez-les à faire preuve de créativité.

▪ Faites que les choix santé soient faciles à faire. Mettez toujours le bol de fruits à la vue et facile d'accès. Garnissez le garde-manger de barres muesli et de collations faibles en gras.

▪ Faites le tour du supermarché. Les entreprises alimentaires mettent constamment sur le marché de nouveaux aliments santé pour les enfants. Vérifiez bien les étiquettes (page 33) et dressez une liste des bons choix. Optez pour les aliments qui contiennent moins de 10 g de gras et moins 15 g de sucre par 100 g. Surveillez les quantités trop élevées de sel et de sodium.

▪ Faites que tous les plats que vous préparez soient des plats pour la famille. Bien que les enfants vont assurément réclamer les mêmes aliments que mangent leurs amis, ils se font aussi une fierté de manger ce que maman et papa mangent. Chaque membre de la famille devrait manger les mêmes repas et être encouragé à essayer de nouveaux mets de temps à autre.

▪ Voyez en quoi consistent les repas servis à l'école de votre enfant. Informez-vous du choix d'aliments qui lui est offert. Y trouve-t-on des choix santé ? Les parents peuvent-ils s'impliquer pour aider à augmenter le nombre de choix santé ?

▪ Faites attention à ce que vous dites sur les kilos en trop. Évitez les commentaires négatifs au sujet du poids de votre enfant. Même les paroles en apparence inoffensives peuvent avoir des conséquences fâcheuses. Mettez aussi un frein à ses propos sur l'embonpoint.

▪ Évitez les aliments malsains « faibles en gras » ou « faibles en sucre » – vos enfants n'apprendront pas comment bien s'alimenter si vous leur servez la même malbouffe mais comportant moins d'ingrédients malsains.

▪ Ne vous laissez pas tenter par les aliments sans gras. Les enfants ont besoin de gras pour grandir et assurer leur croissance. Réduisez plutôt les portions.

▪ Au début, offrez-leur des portions réduites. Ils peuvent toujours en redemander s'ils ont encore faim. Réduisez les portions de tous les membres de la famille.

▪ Offrez du lait ou du jus seulement à la fin du repas pour éviter qu'ils n'aient déjà plus faim avant de commencer à manger.

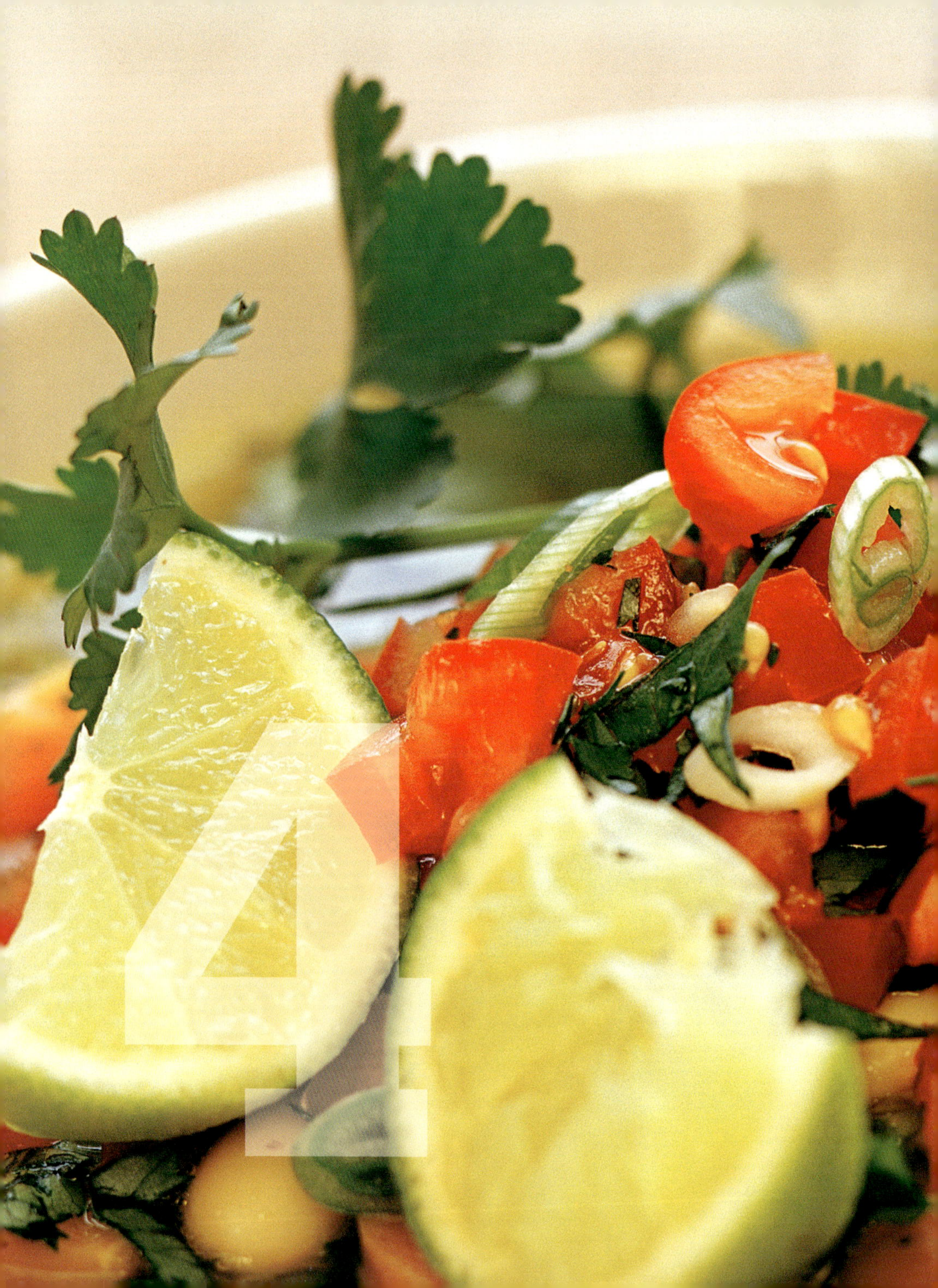
4

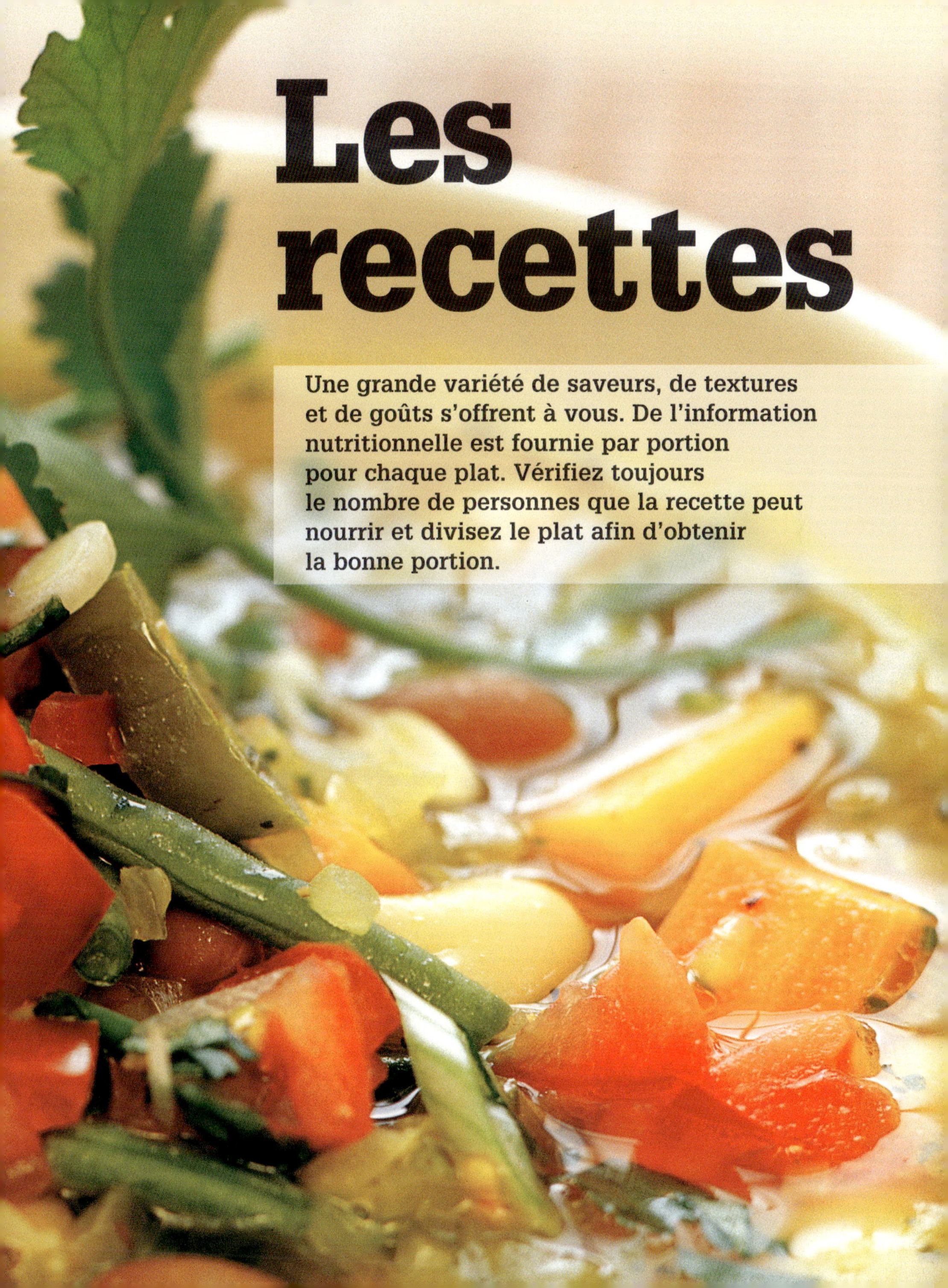

Les recettes

Une grande variété de saveurs, de textures et de goûts s'offrent à vous. De l'information nutritionnelle est fournie par portion pour chaque plat. Vérifiez toujours le nombre de personnes que la recette peut nourrir et divisez le plat afin d'obtenir la bonne portion.

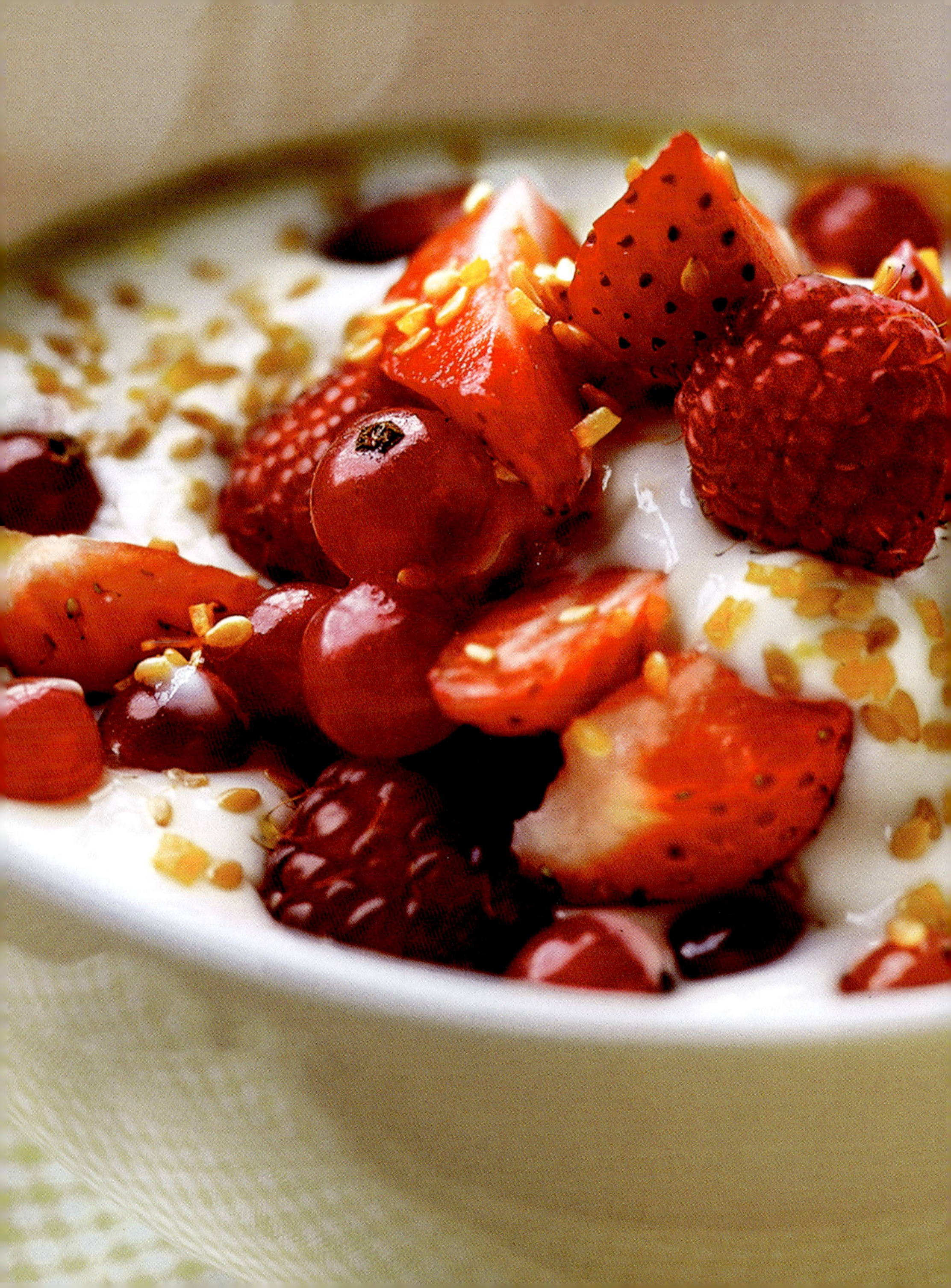

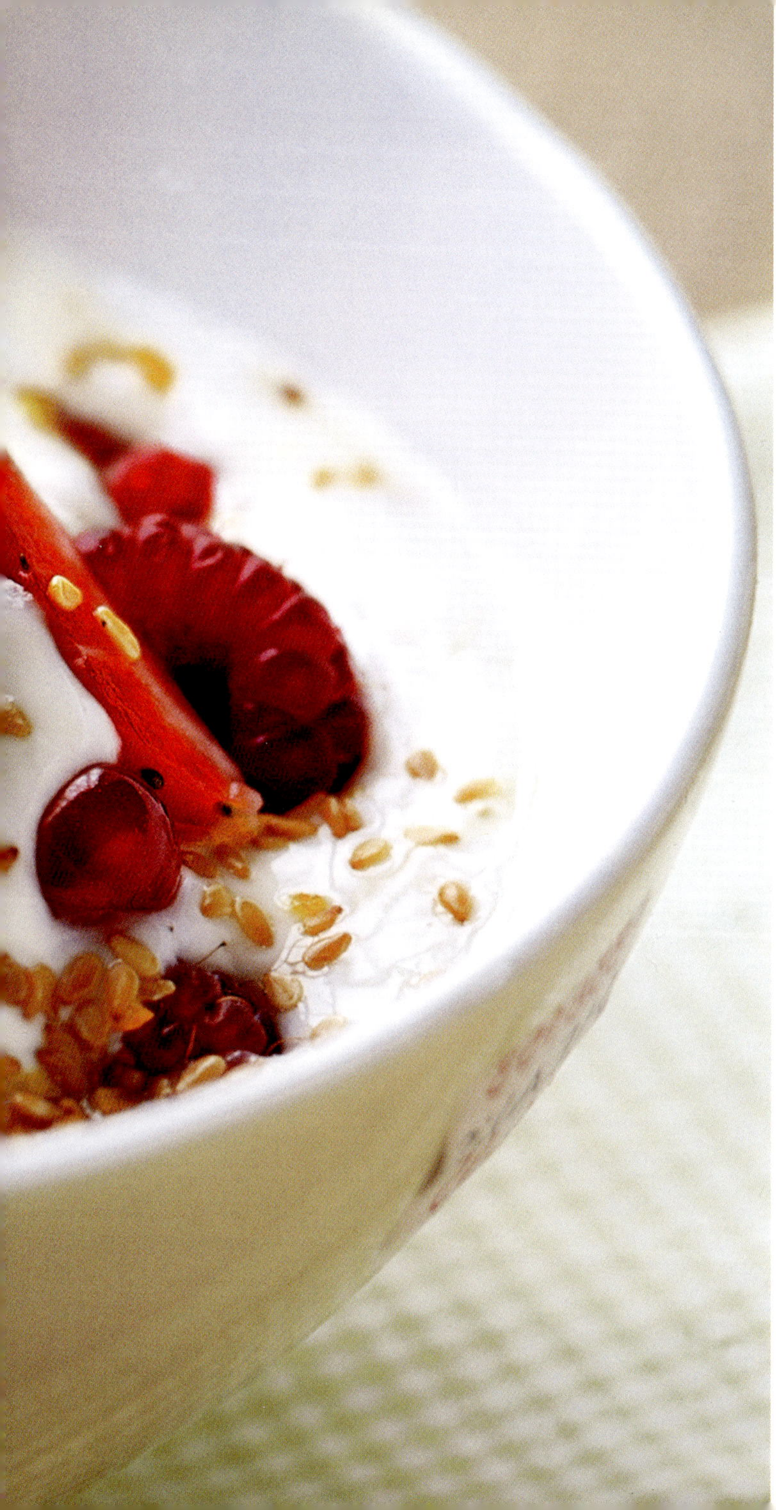

matin

Gruau à la semoule fine d'avoine et aux raisins secs

Le gruau regorge de glucides à libération lente pour maintenir votre niveau d'énergie jusqu'au midi. À défaut de semoule fine d'avoine, utilisez des flocons d'avoine et ne vous souciez pas de les faire tremper. Cette recette s'insère bien dans une routine matinale et n'utilise que peu de vaisselle.

Pour 1 personne ▪ Préparation : 1 minute, et 15 minutes de trempage
Cuisson : 4 à 5 minutes

90 g (3 oz) de semoule fine d'avoine
30 g (1 oz) de raisins secs
275 ml (9 oz) d'eau bouillante

À la sortie du lit, faites bouillir de l'eau et mesurez l'avoine et les raisins secs que vous verserez dans un bol allant au micro-ondes. Lorsque l'eau bouille, versez la quantité requise sur le mélange avoine-raisins secs et laissez tremper. Allez vous habiller.

Une fois prêt pour votre petit-déjeuner, couvrez le bol de pellicule plastique et mettez-le au micro-ondes à intensité élevée pendant 3 minutes. Remuez avant de remettre le bol au micro-ondes pendant 1 ½ minute à intensité élevé ; laissez reposer pendant 3 minutes.

Servez avec du lait de soya ou du lait partiellement écrémé.

calories 414 ▪ lipides 7,97 ▪ protéines 13,21 ▪ glucides 75,04

Pain aux dattes et aux graines de citrouille

Les dattes et les graines de citrouille renferment les fibres et les minéraux dont vous avez besoin pour commencer votre journée du bon pied. Ce pain se congèle bien. Laissez-le refroidir et coupez-le en tranches entre lesquelles vous insérerez du papier parchemin. Conservez les tranches au congélateur dans un sac de plastique et retirez-en une à la fois.

Pour 8 personnes ▪ Préparation : 15 minutes ▪ Cuisson : 25 minutes

- 200 g (7 oz) de dattes fraîches, dénoyautées et hachées grossièrement
- 150 g (5 oz) de raisins secs
- 65 g (2 ½ oz) de graines de citrouille
- 225 g (2 ¼ tasses) de farine autolevante
- 100 g (½ tasse) de margarine molle
- 100 g (½ tasse) de sucre
- 2 gros œufs
- 125 ml (½ tasse) d'eau (à la température ambiante)

Préchauffer le four à 180 °C/350 °F/gaz 4. Graissez un moule à pain. Mettre les dattes et les raisins secs dans un bol. Faire rôtir (sans huile) les graines de citrouille dans une poêle à feu moyen. Les incorporer aux dattes et raisins secs. Tamiser la farine sur ces ingrédients et bien mélanger en veillant à ce que tous les morceaux collants des dattes soient bien enrobés de farine.

Battre la margarine et le sucre ensemble, à haute vitesse, jusqu'à ce que le mélange soit léger et mousseux. Ajouter les œufs et mélanger. Ajouter le mélange farine et fruits au mélange margarine et sucre, arroser le tout d'eau chaude et bien mélanger à l'aide d'une cuiller en bois.

À l'aide d'une spatule, racler le contenu du bol dans le moule, égaliser et faire cuire pendant une heure. Vérifier la cuisson après 30 minutes et couvrir d'une feuille de papier d'aluminium si le dessus devient doré trop rapidement. Le pain est cuit lorsqu'un cure-dent inséré dans son centre en ressort propre. Laisser refroidir avant de le démouler.

calories 422 ▪ lipides 13,56 ▪ protéines 6,5 ▪ glucides 72,68

Muffins aux bananes

Une gâterie de fin de semaine lorsque vous avez envie de prendre le temps de préparer un brunch. Deux muffins, un peu de confiture aux fruits sans sucre, un verre de jus de pruneaux et une tisane constituent un petit-déjeuner de 400 calories.

Pour 6 personnes (donne 12 muffins) ▪ Préparation : 15 minutes
Cuisson : 25 minutes

- 200 g (2 tasses) de farine non blanchie
- ½ c. à thé (à café) de bicarbonate de soude
- 1 c. à thé (à café) de levure chimique
- ½ c. à thé (à café) de cannelle moulue
- ½ c. à thé (à café) de muscade
- 4 c. à soupe de cassonade
- 100 g (1 ⅓ tasse) de flocons d'avoine
- 1 blanc d'œuf
- 1 œuf
- 2 c. à soupe d'huile de tournesol
- 2 bananes mûres, écrasées
- 50 g (2 oz) de yogourt nature, faible en gras
- 50 g (2 oz) de raisins de Smyrne

Préchauffer le four à 200 °C/400 °F/gaz 6.
Tapisser un moule à muffins de caissettes en papier, ou le vaporiser d'un aérosol de cuisson ou d'une fine couche d'huile.

Tamiser la farine, le bicarbonate, la levure et les épices, et incorporer la cassonade. Passer les flocons d'avoine au mélangeur et les incorporer aux autres ingrédients secs. Battre en neige le blanc d'œuf pendant 3 minutes jusqu'à ce qu'il ait augmenté de volume sans être ferme.

En brassant, incorporer les œufs, les bananes, le yogourt et les raisins de Smyrne. Incorporer délicatement les ingrédients humides aux ingrédients secs jusqu'à ce qu'ils soient mélangés, sans être trop homogènes.

À l'aide d'une cuiller, déposer la pâte dans le moule à muffins et faire cuire pendant 20 à 25 minutes ou jusqu'à ce qu'un cure-dent en ressorte propre. Laisser tiédir dans le moule pendant 5 minutes avant de démouler sur une grille.

calories 337.33 ▪ lipides 7,50 ▪ protéines 10 ▪ glucides 61,52

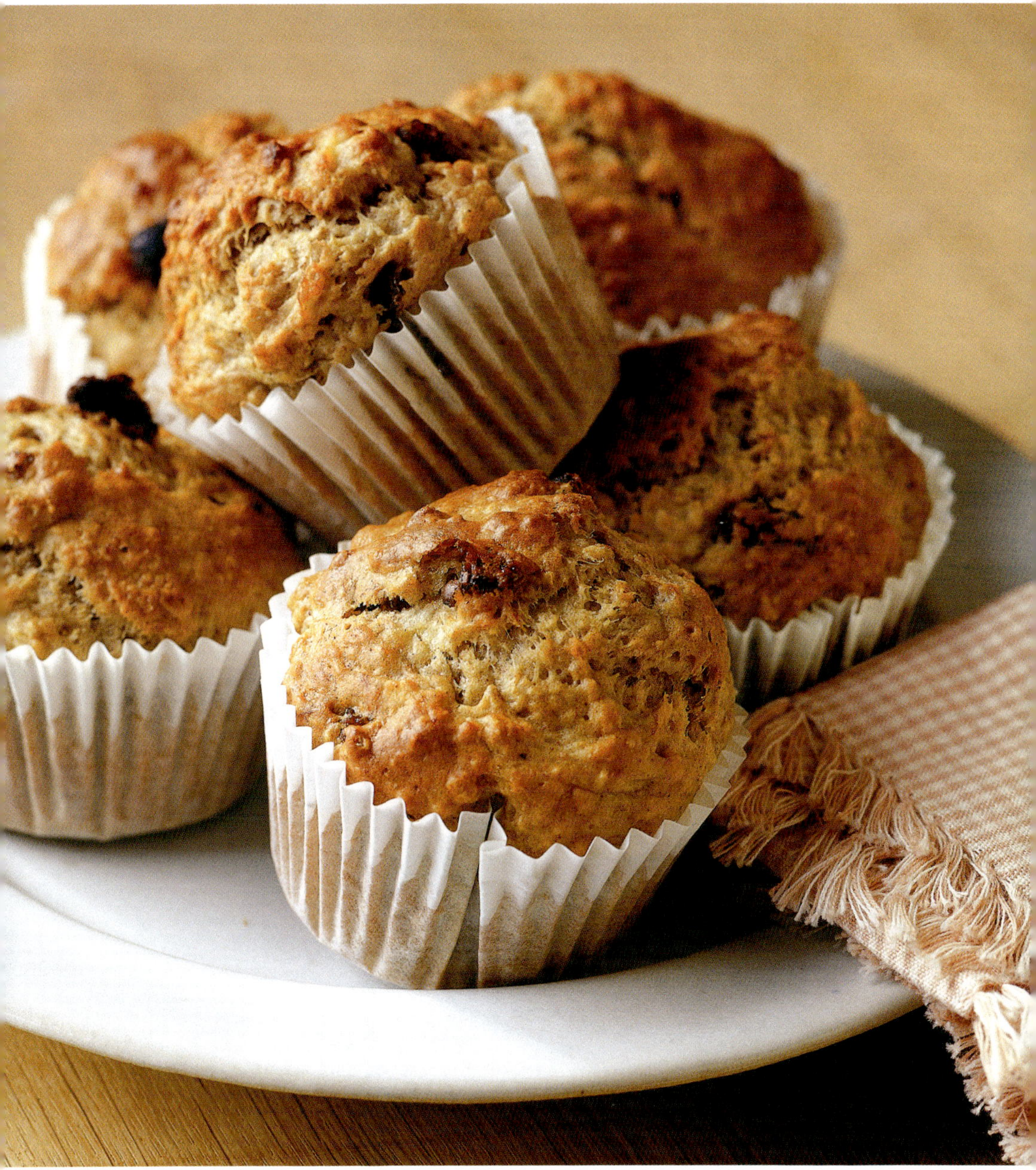

Délice citron aux graines de sésame

Pour 2 personnes ▪ Préparation : 10 minutes ▪ Cuisson : 15 minutes

400 g (14 oz) de yogourt nature, faible en gras
1 c. à soupe de graines de sésame grillées
2 c. à soupe de miel
1 c. à thé (à café) de zeste d'orange fraîchement râpé
1 c. à thé (à café) de zeste de citron fraîchement râpé
Une pincée de sel
100 g (3 ½ oz) de baies, par ex. : des fraises ou des framboises, pour servir

Faire griller les graines de sésame sur une plaque à biscuits non huilée dans un four à température moyenne pendant 2 à 3 minutes. Laisser tiédir avant de les ajouter à tous les autres ingrédients. Couvrir et réfrigérer pendant au moins une demi-heure. Servir couronné de 100 g (3 ½ oz) de vos baies préférées.

Calories 116,75 ▪ lipides 2,76 ▪ protéines 5,85 ▪ glucides 18,24

Œuf poché sur rôtie avec jus d'orange

Pour 1 personne ▪ Préparation : aucune ▪ Cuisson : 5 minutes

1 œuf de poule frais
1 tranche de pain brun
Poivre noir
200 ml (7 oz) de jus d'orange fraîchement pressé

Faire frémir un peu d'eau dans une petite casserole et faire griller le pain. Glisser l'œuf dans l'eau frémissante et laisser cuire pendant environ 2 minutes. Retirer l'œuf de l'eau, le déposer sur la rôtie et assaisonner de poivre. Servir accompagné d'un verre de jus d'orange fraîchement pressé.

calories 227 ▪ lipides 5,39 ▪ protéines 8,94 ▪ glucides 37,73

Yogourt nature avec muesli et compote de pommes

Délicieux et tellement bon pour votre santé. Servir avec une tasse de tisane rafraîchissante. Une verveine au citron serait un bon choix.

Pour 1 personne ▪ Préparation : 1 minute ▪ Cuisson : 5 minutes

- 1 pomme, râpée ou tranchée
- 100 g (3 ½ oz) de yogourt probiotique nature, faible en gras
- 50 g (2 oz) de muesli non sucré

Faire cuire doucement la pomme dans une cuiller à dessert d'eau pendant 5 minutes jusqu'à ce qu'elle soit ramollie. Parsemer le muesli sur le yogourt et garnir de la compote de pommes.

calories 378 ▪ lipides 14,35 ▪ protéines 12,86 ▪ glucides 54,59

Smoothie aux bleuets (myrtilles) et yogourt avec muesli

Utilisez des bleuets (myrtilles) frais ou surgelés pour ce petit-déjeuner merveilleusement mauve.

Pour 1 personne ▪ Préparation : 1 minute ▪ Cuisson : aucune

- 100 g (3 ½ oz) de yogourt probiotique nature, faible en gras
- 100 g (3 ½ oz) de bleuets (myrtilles) frais ou surgelés
- 50 g (2 oz) de muesli
- 1 c. à soupe de miel clair

Mélanger le yogourt et les bleuets à l'aide d'une fourchette. Plus les ingrédients sont mélangés, plus le smoothie est mauve. Les bleuets surgelés dégèlent pendant que vous mélangez, mais vous pouvez très bien laisser le smoothie tiédir une peu.

Mettre le smoothie dans un bol de service, garnir de muesli et arroser de miel.

calories 412 ▪ lipides 14,49 ▪ protéines 13,08 ▪ glucides 63,01

Petits-déjeuners éclairs pour une personne

Rôties au beurre d'arachide

Deux tranches de pains de grains complets et 2 c. à thé (à café) de beurre d'arachide, une petite banane tranchée et un verre de 125 ml (4 oz) d'un jus de fruits naturel.

calories 349 ▪ lipides 10,65 ▪ protéines 10,24 ▪ glucides 58,65

Muffin anglais fruité

Tartiner un muffin anglais grillé de 100 g (3 ½ oz) de fromage à la crème faible en gras, garnir de tranches de prune et saupoudrer de cannelle.

calories 282 ▪ lipides 6,31 ▪ protéines 19,38 ▪ glucides 36,69

Smoothie aux framboises

Mélanger 250 ml (1 tasse) de lait de soya non sucré ou de lait écrémé et 100 g (3 ½ oz) de framboises surgelées ou fraîches (sans sucre), ½ banane, 125 ml (4 oz) de tofu velouté. Mélanger et le tour est joué !

calories 236 ▪ lipides 7,79 ▪ protéines 14,06 ▪ glucides 31,85

Petit-déjeuner sur le pouce

Prendre une pomme (ou un autre fruit), 125 g (5 oz) de yogourt nature bio et 20 g (1 oz) de noix, comme des amandes ou des noisettes.

calories 258 ▪ lipides 12,45 ▪ protéines 11,01 ▪ glucides 28,92

Céréales avec lait et fruits

Un bol de 50 g (2 oz) de céréale de blé complet parsemée de 1 c. à soupe de germe de blé, 1 c. à thé (à café) de graines de lin broyées et 50 g (2 oz) de bleuets (myrtilles), et ajouter du lait écrémé très froid.

calories 260 ▪ lipides 1,79 ▪ protéines 12,79 ▪ glucides 57,92

Ou encore...

Un gros bol de salade de fruits

avec 100 g (3 ½ oz) de yogourt nature bio faible en gras

215 calories

Une généreuse tranche de melon

et 50 g (2 oz) de flocons de son, une rôtie de blé complet avec du beurre d'arachide et 275 ml (9 oz) de lait écrémé

410 calories

Une tranche d'orange

2 rôties et 1 c. à thé (à café) de margarine santé, du miel, et 25 g (1 oz) d'édam

368 calories

200 ml (7 oz) de jus d'orange

50 g (2 oz) de Shreddies ou autre céréale de blé complet, 1 banane tranchée, 1 rôtie, 1 c. à thé (à café) de margarine santé et 275 ml (9 oz) de lait écrémé

500 calories

1 œuf poché et une tomate grillée

50 g (2 oz) de champignons pochés dans 1 c. à soupe de lait et une rôtie de blé complet **(165 calories).**

25 g (1 oz) de gruau

trempé dans 275 ml (9 oz) de lait écrémé, une pomme râpée et une poignée de raisins secs avec une pincée de cannelle

323 calories

Un smothie à la mangue et à la banane

1 banane, 1 mangue, ½ yogourt nature bio faible en gras, 275 ml (9 oz) de lait écrémé et des glaçons

280 calories

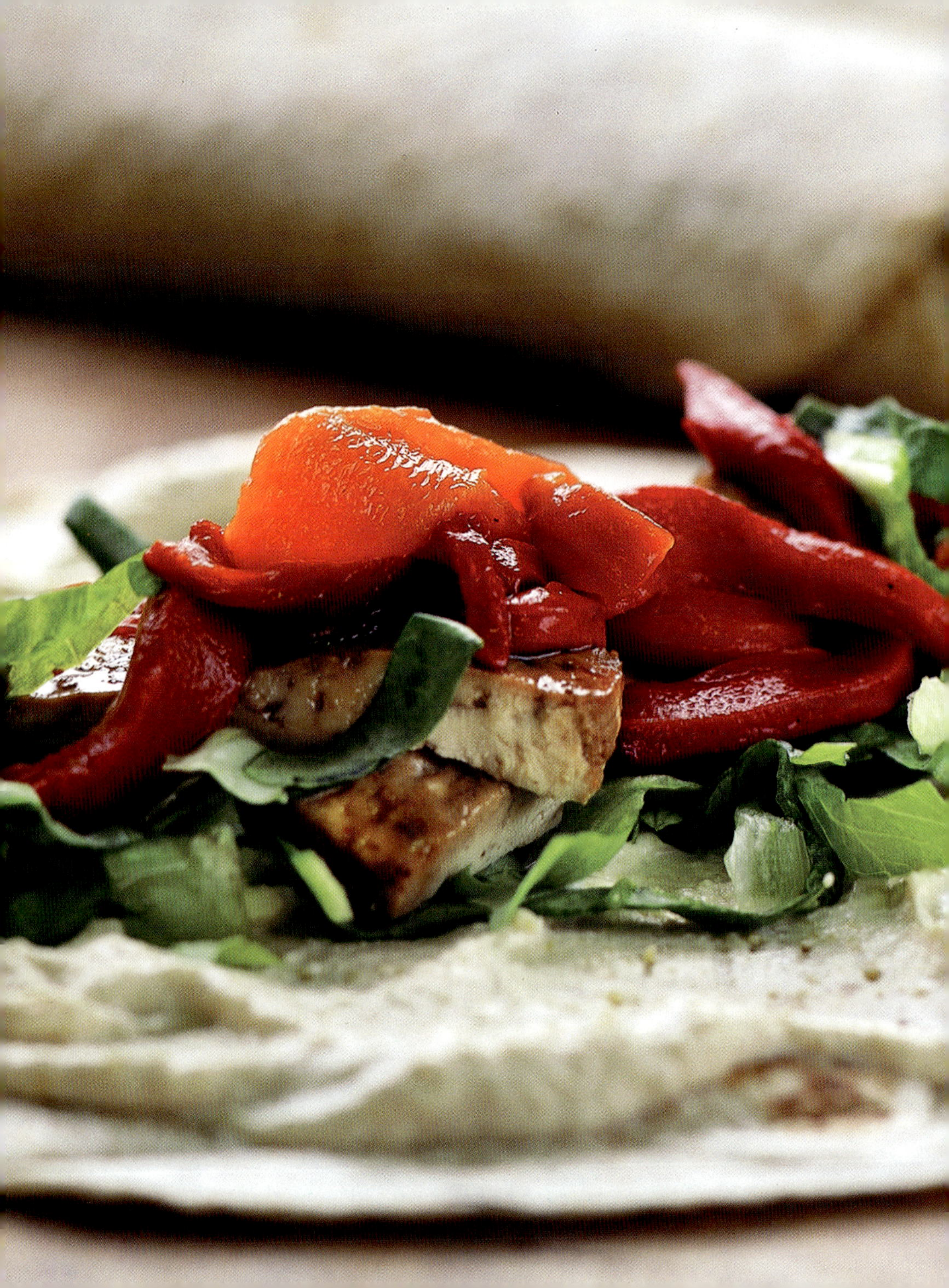

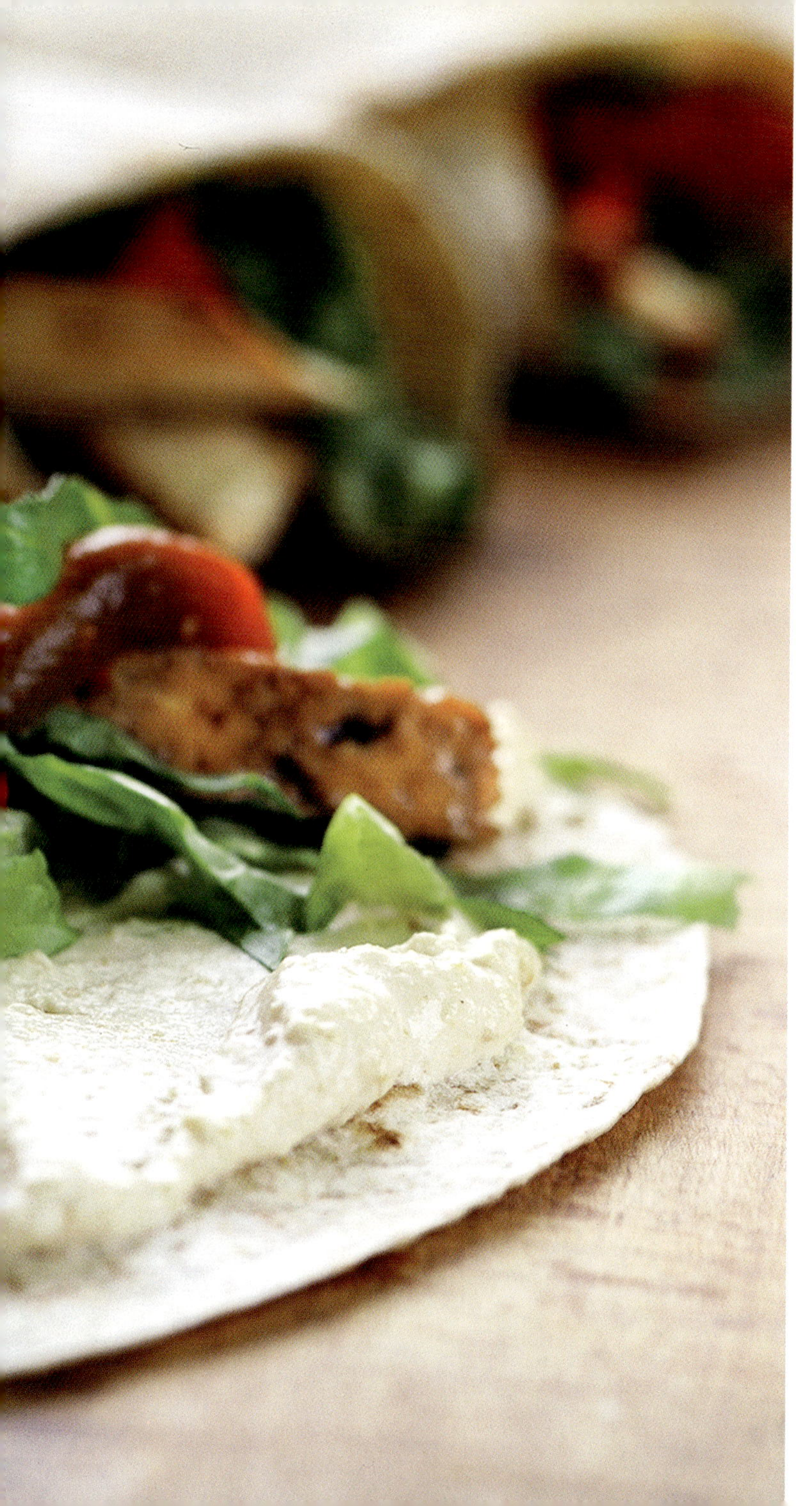

midi

Pita farci de thon, champignons, persil et citron

Voici la version « rapide » de la recette de Darne de thon marinée avec champignons de la page 68.

Pour 2 personnes ▪ Préparation : 5 minutes ▪ Cuisson : aucune

- 200 g (7 oz) de thon en conserve dans de l'eau, égoutté
- 200 g (7 oz) de champignons blancs, tranchés mince
- ½ c. à soupe d'huile d'olive
- 100 g (3 ½ oz) de persil italien (plat)
- Le jus de deux citrons
- Sel et poivre
- 2 pains pitas

Dans un bol, défaire le thon à l'aide d'une fourchette. Y ajouter les champignons, l'huile d'olive, le persil, le jus des citrons ; saler et poivrer.

Griller les pains pitas jusqu'à ce qu'ils gonflent, et les farcir du mélange au thon. Délicieux.

calories 327,50 ▪ lipides 5,19 ▪ protéines 31,95 ▪ glucides 37,50

Salade de chou fruitée et épicée avec jambon, dans pain pita

Voici une recette qui éveillera vos papilles. Elle s'améliore avec le temps, donc évitez de la faire trop épicée ou trop fruitée dès le départ.

Pour 6 personnes ▪ Préparation : 15 minutes ▪ Trempage : au moins 1 heure

- 125 g (5 oz) d'abricots séchés, hachés grossièrement
- 125 g (5 oz) de raisins de Smyrne sans pépins
- 1 c. à thé (à café) de cassonade
- 1 c. à soupe de vinaigre de vin blanc
- 125 ml (½ tasse) de jus de pomme
- 125 ml (½ tasse) de jus d'orange
- 1 c. à thé (à café) d'huile d'arachide ou de tournesol
- 1 gros chou blanc ferme
- 1 c. à thé (à café) de sel
- 2,5 cm (1 po) de gingembre frais, pelé et râpé ou haché finement
- 1 petit oignon rouge, coupé en petits dés
- ½ piment rouge (facultatif)

SERVIR AVEC

- 1 tranche de jambon par personne
- 1 pain pita par personne
- Quelques feuilles de coriandre fraîche, hachées

Mélanger dans un bol les abricots et les raisins de Smyrne, et ajouter la cassonade. Ajouter le vinaigre, les jus de pomme et d'orange et l'huile ; bien mélanger. Laisser tremper pendant 1 heure pour laisser les fruits gonfler et absorber les autres saveurs. (Si vous manquez de temps, ce n'est pas grave. Les fruits résisteront un peu plus sous la dent.)

Couper le chou en très fines lanières et l'ajouter aux fruits avec le sel, le gingembre et l'oignon rouge. Si le piment est utilisé, le couper en deux sur la longueur et retirer les graines avant de le couper finement pour l'ajouter au reste du mélange. Réfrigérer la salade aussi longtemps que possible pour laisser les saveurs s'intensifier.

Au moment de manger, faire griller un pain pita, l'ouvrir, et déposer une tranche de jambon à l'intérieur et le farcir d'une portion de salade de chou. Garnir le tout de coriandre fraîche.

calories 333,33 ▪ lipides 4,68 ▪ protéines 16,30 ▪ glucides 61,31

Maquereau à l'italienne

Contrairement aux poissons blancs dont les bonnes huiles sont « enfermées » dans leur foie, l'huile des poissons comme le maquereau, le hareng et les sardines est distribuée également dans leur corps, ce qui en fait des choix santé. L'ajout de pois est typiquement italien. Vous obtenez ainsi une portion de légumes riches en fibres et en vitamines.

Pour 2 personnes ▪ Préparation : 10 minutes ▪ Cuisson : 12 minutes

LE POISSON

2 filets de maquereau moyens

Huile d'olive en aérosol

1 à 2 citrons frais

LA SAUCE

3 c. à thé (à café) d'huile d'olive

2 grosses gousses d'ail, pelées et hachées finement

60 g (2 oz) d'olives noires, dénoyautées et hachées finement

1 c. à soupe de persil, haché finement

3 à 4 filets d'anchois, hachés grossièrement

1 verre de vin rouge

230 g (8 oz) de tomates italiennes en conserve, hachées

2 c. à soupe de coulis de tomate

Jus de citron

Sel de mer et poivre noir fraîchement moulu

150 g (5 oz) de pois surgelés

3 c. à thé (à café) de câpres (facultatif)

Une généreuse poignée de feuilles de basilic, déchiquetées

Pour la sauce, faire chauffer l'huile d'olive dans une poêle moyenne, à feu doux. Faire revenir doucement l'ail, les olives et le persil, sans les colorer. Ajouter les filets d'anchois et remuer environ une minute. Augmenter le feu à température moyenne et ajouter le vin ; remuer et laisser mijoter environ 2 minutes. Ajouter les tomates et le coulis de tomate, laisser mijoter en remuant 4 à 5 minutes à feu doux. Goûter et rectifier l'assaisonnement avec du jus de citron et du poivre.

Pendant que la sauce cuit, préchauffer le gril et le vaporiser légèrement d'huile d'olive. Passer le filet de maquereau sous l'eau et l'assécher avec un essuie-tout. Saupoudrer le filet d'un peu de sel de mer et de jus de citron, et vaporiser légèrement la peau d'huile d'olive. Saisir le poisson dans la casserole environ 45 secondes de chaque côté. Baisser le feu à température moyenne et laisser cuire 3 minutes de chaque côté jusqu'à ce que la chair soit opaque et ferme.

Ajouter les pois à la sauce tomate et les câpres, au choix. Incorporer la moitié des feuilles de basilic déchiquetées. Tapisser généreusement de sauce le fond de deux assiettes chauffées. Déposer le maquereau sur la sauce et décorer d'un zeste de citron et des feuilles de basilic restantes.

calories 464,5 ▪ lipides 26,8 ▪ protéines 28,3 ▪ glucides 22,48

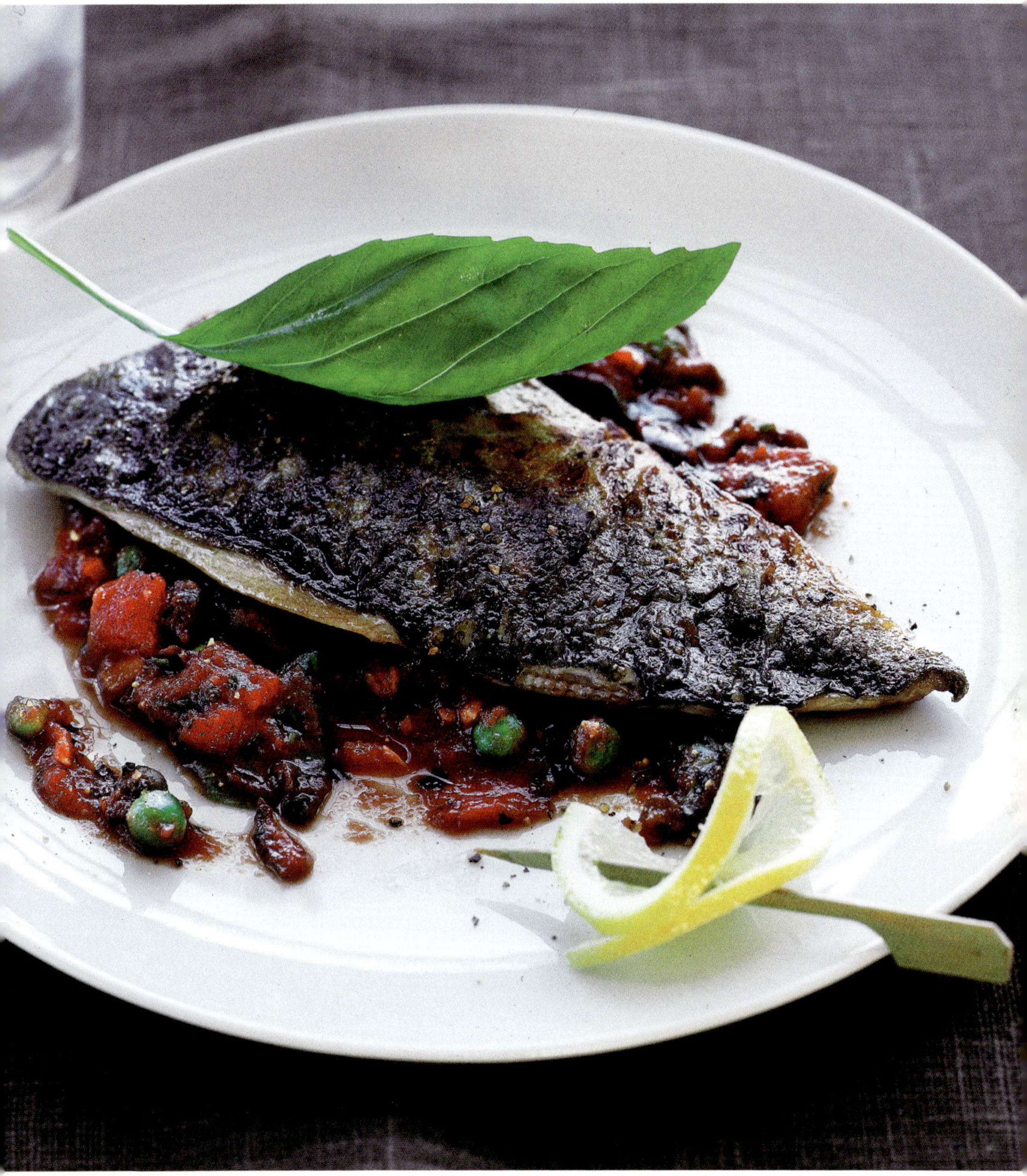

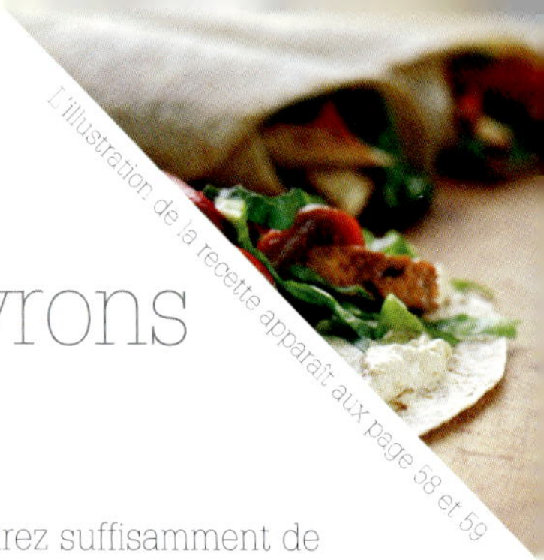

L'illustration de la recette apparaît aux page 58 et 59

Tofu teriyaki avec rouleau aux poivrons rouges et houmous

En préparant le poulet teriyaki la veille (page 86), vous aurez suffisamment de sauce pour cette recette. Couvrez d'eau vos restes de tofu et conservez-les au frigo. Il se conservera pendant trois jours ou plus si vous changez l'eau toutes les 24 heures.

Pour 2 personnes ▪ Préparation : 2 minutes ▪ Cuisson : 5 minutes

- 125 g (5 oz) de tofu ferme
- 2 c. à soupe de sauce teriyaki
- 50 g (2 oz) de poivrons rouges rôtis en pot, bien égouttés et tranchés mince
- 2 c. à soupe d'houmous
- 2 feuilles de laitue Boston, rincées et asséchées, ou iceberg (ou 2 feuilles de romaine, déchiquetées)
- 2 tortillas de blé complet

Couper le tofu en quatre bonnes tranches d'un centimètre. Couvrir de sauce teriyaki, les tourner doucement pour bien les en enduire. Faire préchauffer le gril à température maximale.

Couvrir une poêle à fond cannelé d'une feuille d'aluminium (le tofu peut se défaire lorsqu'il est manipulé). Disposer les tranches de tofu à au moins 3 cm (1 ¼ po) de distance et les mettre sous le gril pendant 3 minutes en les arrosant du reste de la marinade ; les tourner, les arroser à nouveau et faire griller pendant 2 minutes de plus. Après 5 minutes, environ, le tofu sera tendre.

Pendant ce temps, disposer les tortillas dans le four, sous le tofu, afin qu'elles absorbent la chaleur du gril et qu'elles s'assouplissent. Une fois le tofu cuit, retirer les tortillas du four et les tartiner d'une fine couche d'houmous. Disposer une feuille de laitue sur le houmous, suivie des poivrons rouges et du tofu grillé et former un rouleau bien serré.

calories 240,50 ▪ lipides 7,94 ▪ protéines 11,40 ▪ glucides 37,84

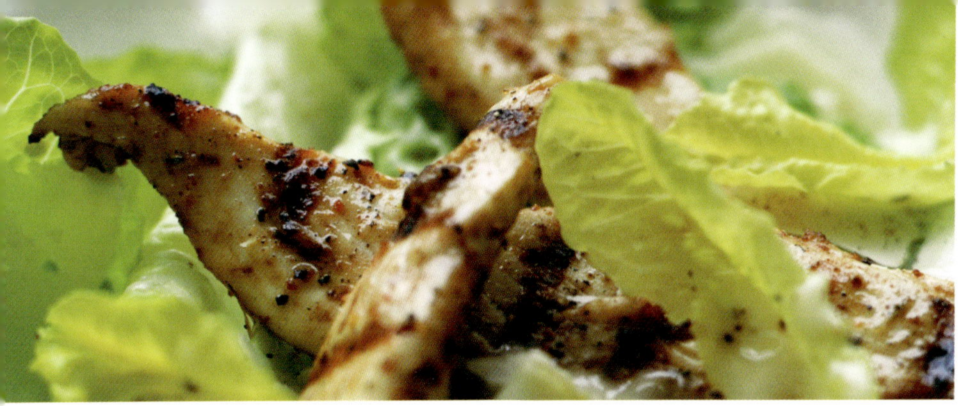

Salade César
avec poulet grillé à la cajun

Il existe plusieurs marques de sauces à salade César sur le marché. Goûtez-y avant de vous en servir : vous voudrez peut-être y ajouter un peu de jus de citron, ½ c. à thé (à café) de moutarde ou de sauce soya (ou les trois).

Pour 2 personnes ▪ Préparation : 5 minutes ▪ Cuisson : 10 minutes

LE POULET

2 c. à soupe d'épices cajun

1 c. à thé (à café) d'huile

200 g (7 oz) de poitrine de poulet sans peau, en bouchées

LA SALADE

4 c. à soupe de sauce pour salade César

1 c. à thé (à café) de jus de citron (facultatif)

½ c. à thé (à café) de moutarde

½ c. à thé (à café) de sauce soya (facultatif)

100 g (3 ½ oz) de feuilles de laitue romaine déchiquetées

1 c. à soupe de parmesan râpé

Poivre noir fraîchement moulu

Mélanger les épices cajun et l'huile dans un grand bol. Ajouter le poulet et bien l'enrober avec une cuiller en bois. Laisser mariner, laver la laitue et rectifier l'assaisonnement de la sauce à salade César.

Faire chauffer une poêle à fond cannelé à feu vif. Ajouter les morceaux de poulet et faire cuire des deux côtés en appuyant sur les morceaux à l'aide d'une spatule pendant quelques secondes avant de les retourner et d'appuyer dessus encore. Laisser tiédir.

Mélanger la laitue avec la sauce pour salade et en garnir les assiettes. Parsemer de parmesan et couronner des morceaux de poulet grillé et de poivre noir.

calories 336 ▪ lipides 19,75 ▪ protéines 35,6 ▪ glucides 2,8

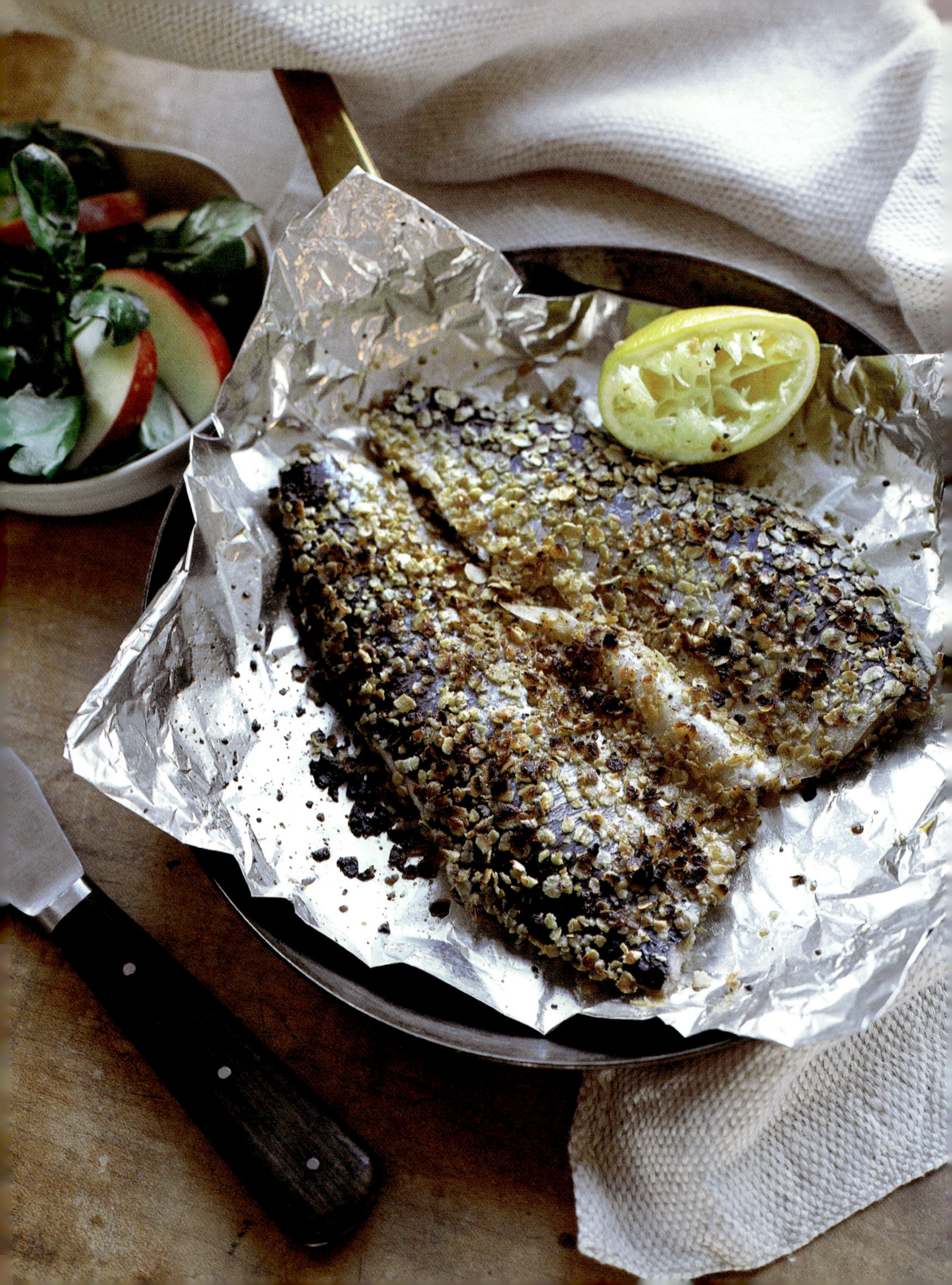

Harengs grillés et gruau

Un classique santé si simple et si délicieux. La teneur en fibres et en fer du gruau est très élevée et se marie parfaitement bien à la salade de pommes croquantes et sucrées et de cresson.

Pour 2 personnes ▪ Préparation : 2 minutes ▪ Cuisson : 10 minutes

2 harengs, nettoyés et préparés en crapaudine (demandez à votre poissonnier)

Farine d'avoine

Sel de mer et poivre noir

1 citron

LA SALADE

1 pomme, tranchée

Environ 4 poignées de cresson

Préchauffer le gril à feu modéré et tapisser la plaque du gril de papier d'aluminium. Essuyer ou rincer le hareng à l'eau froide et assécher à l'aide d'un essuie-tout. Saler et poivrer la chair et arroser de jus de citron. Mettre de la farine d'avoine dans une assiette et bien en enrober les harengs ; faire griller, la chair vers le haut pendant environ 10 minutes jusqu'à ce qu'ils soient dorés.

Servir avec des quartiers de citron et la salade de pommes et de cresson en accompagnement.

calories 336,50 ▪ lipides 17,93 ▪ protéines 34,33 ▪ glucides 12,0

Darnes de thon marinées avec champignons et salade de persil

Le thon frais est de plus en plus facile à se procurer et délicieux, surtout lorsqu'il est mariné comme dans cette recette. Il s'agit d'un autre poisson que vous pouvez préparer d'avance – il suffit de quelques minutes sur le gril pour qu'il soit prêt.

Pour 2 personnes ▪ Préparation : 30 minutes ▪ Cuisson : 10 minutes

- 2 darnes de thon de 100 g (3 oz) chacun
- 2 c. à soupe de jus de lime
- 1 c. à soupe d'huile d'olive
- 200 g (7 oz) de champignons blancs, tranchés mince
- 100 g (3 oz) de persil italien (plat), haché finement
- Le jus de deux citrons
- Sel de mer et poivre noir

Mettre les darnes de thon dans un bol avec le jus de lime et la moitié de l'huile d'olive. Les retourner pour bien couvrir les deux côtés et les laisser reposer pendant au moins une demi-heure.

Mélanger les tranches de champignons, le persil, le jus de citron, le reste de l'huile d'olive, le sel et le poivre, et couvrir d'une pellicule plastique. Laisser reposer pour permettre aux saveurs de se mêler.

Au moment voulu, préchauffer le gril à feu vif. Faire griller les darnes de thon pendant 5 minutes de chaque côté, en les arrosant du reste de la marinade en les tournant. Servir accompagnées de la salade de champignons.

calories 224 ▪ lipides 8,47 ▪ protéines 27,98 ▪ glucides 11,75

Truite au four avec salade d'amandes effilées et de cresson

La truite et les amandes effilées sont une combinaison traditionnelle de saveurs, et le mariage des couleurs est splendide.

Pour 2 personnes ▪ Préparation : 5 minutes ▪ Cuisson : 25 minutes

- 2 truites, vidées mais non lavées (le papier journal colle mieux ainsi)
- 2 feuilles de papier journal
- 120 g (5 oz) de cresson, ou une salade de roquette, épinards et cresson
- 1 c. à soupe comble de beurre
- 2 c. à soupe d'huile d'olive
- 6 c. à soupe d'amandes effilées
- 1 citron juteux
- Sel et poivre noir, au goût

Préchauffer le four à 180 °C/350 °F/gaz 4. Déposer chaque truite sur une feuille de journal et bien l'emballer, en insérant les bords sous le poisson. Déposer les paquets sur une plaque à biscuits et faire cuire 20 à 25 minutes selon leur taille.

Pendant que les truites cuisent, laver le cresson et le mettre dans un bol à salade. Une fois les truites presque cuites, faire chauffer l'huile et fondre le beurre dans une casserole à fond épais et faire dorer les amandes. Retirer les amandes de l'huile (la conserver) et les mélanger à la salade verte, en ajoutant le jus d'un demi-citron, une pincée de sel et quelques tours de moulin à poivre.

Une fois les truites cuites, détacher le journal délicatement (la peau du poisson colle au papier), découvrant une truite parfaitement dépouillée de sa peau. Arroser de l'huile de friture des amandes, trancher mince le reste du citron et en décorer les truites. Servir avec la salade verte parsemée d'amandes comme accompagnement.

calories 344 ▪ lipides 4,08 ▪ protéines 8,88 ▪ glucides 32,60

Salade de lentilles et de lardons

Un autre repas simple, nourrissant et goûteux pour le lunch, qui se savoure avec du pain pita grillé ou un pain de blé complet.

Pour 1 personne ▪ Préparation : 2 minutes ▪ Cuisson : 6 minutes

- 50 g (2 oz) de lardons ou de pancetta en dés
- 100 g (7 oz) de tomates cerises
- 125 g (5 oz) de lentilles du Puy en conserve, égouttées
- 1 c. à soupe de persil, haché finement
- 1 c. à soupe de vinaigre balsamique

Faire revenir les lardons, ou la pancetta, jusqu'à ce qu'ils soient croustillants. Les égoutter sur un essuie-tout et réserver. Trancher les tomates cerises en deux et les mélanger aux lentilles, au persil et au vinaigre.

Servir dans une assiette et garnir de lardons.

calories 245 ▪ lipides 2,61 ▪ protéines 22,43 ▪ glucides 33,62

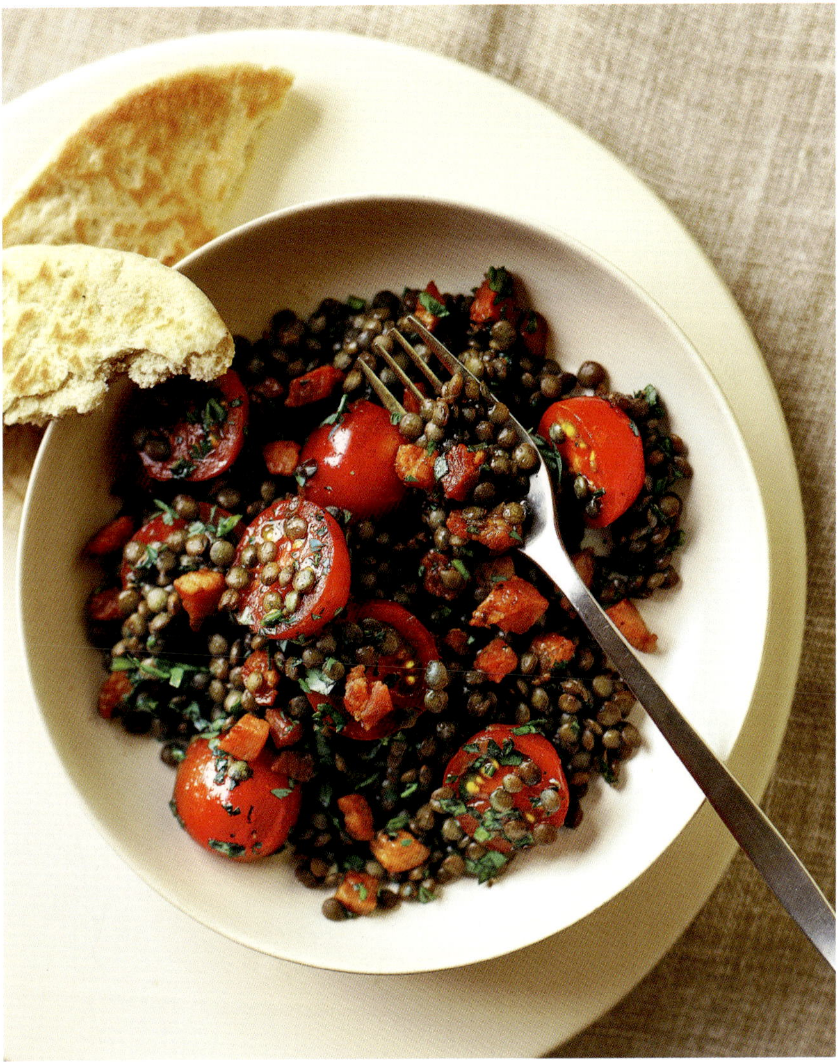

Repas éclairs pour une personne

Pita à la salade niçoise

Hacher 1 œuf dur entier et 2 blancs d'œufs durs. Mélanger 100 g (3 ½ oz) de saumon en conserve (dans de l'eau) et 1 petit oignon haché, 1 c. à soupe de mayonnaise, 1 c. à soupe de moutarde et du poivre noir moulu (au goût). Farcir un pain pita du mélange d'œufs et de saumon, de feuilles de laitue et de tranches de tomate.

calories 366 ▪ lipides 16,15 ▪ protéines 35,25 ▪ glucides 18,76

Fondant au thon facile

Mélanger 100 g (3 ½ oz) de thon en conserve (dans de l'eau) avec 2 c. à soupe de mayonnaise légère et une carotte râpée. Diviser le mélange et déposer sur deux moitiés de muffins anglais au blé complet. Garnir chacune de 25 g (1 oz) d'édam faible en gras. Passer sous le gril jusqu'à ce que le fromage bouillonne.

calories 385 ▪ lipides 9,77 ▪ protéines 36,78 ▪ glucides 36,12

Sandwich scandinave

Mélanger 2 c. à soupe de yogourt naturel bio et ½ c. à soupe d'aneth et de persil frais hachés et en tartiner une tranche épaisse de pain de seigle. Couronner d'une tranche de 60 g (2 oz) de truite fumée et accompagner d'une salade à la vinaigrette d'huile d'olive et de vinaigre.

calories 386 ▪ lipides 14,29 ▪ protéines 32,14 ▪ glucides 31,95

Roulé à l'avocat et au poulet

Étaler une tranche de 100 g (3 ½ oz) de poitrine de poulet sur une tortilla ouverte, garnir de tranches de tomate, d'avocat, de quelques feuilles d'épinard et de 1 c. à soupe de salsa. Rouler et savourer.

calories 386 ▪ lipides 14.29 ▪ protéines 32.14 ▪ glucides 31.95

Lunch sur le pouce

Apporter un sac de 90 g (3 oz) de crudités, 100 g (3 ½ oz) d'houmous faible en gras et un petit pain de blé complet.

calories 383 ▪ lipides 12,18 ▪ protéines 14,07 ▪ glucides 68,47

Ou encore...

Un sandwich au poulet tranché

fait de pain de blé complet, de 1 c. à thé (à café) de tartinade santé au choix, de tomate et de cresson, accompagné d'une salade verte arrosée d'huile d'olive et de vinaigre.

370 calories

50 g (2 oz) de gouda

Un pain croûté de blé complet, des bâtonnets de carotte et de céleri et 200 ml (7 oz) de jus de pomme

443 calories

Salade de thon

préparée avec 100 g (3 ½ oz) de thon en conserve (dans de l'eau) mélangé à une branche de céleri coupée en dés, 1 c. à soupe d'oignon vert haché, un soupçon d'aneth, 1 c. à thé (à café) de yogourt nature faible en gras et 1 c. à thé (à café) de mayonnaise faible en gras, et 85 g (3 oz) de concombre tranché et une grosse poire

333 calories

300 ml (10 oz) de V8

Tomates cerises, concombre tranché, bâtonnets de céleri et de carotte, 100 g (3 ½ oz) d'houmous faible en gras

350 calories

1 portion de soupe à l'oignon fraîche

du commerce, avec une tranche de pain de seigle tartinée de ½ cuiller à thé (à café) de tartinade santé au choix, et 140 ml (5 oz) de jus d'orange

204 calories

Si vous mangez au resto...

Optez pour n'importe quel sandwich, salade ou boîte de sushis comportant moins de 350 calories. Évitez les salades préparées avec de la mayonnaise (qui peuvent renfermer jusqu'à 100 calories par 50 g). Choisissez plutôt une salade de tomate et oignon sans vinaigrette ou une salade de poivrons mélangés (seulement 20 calories chacune).

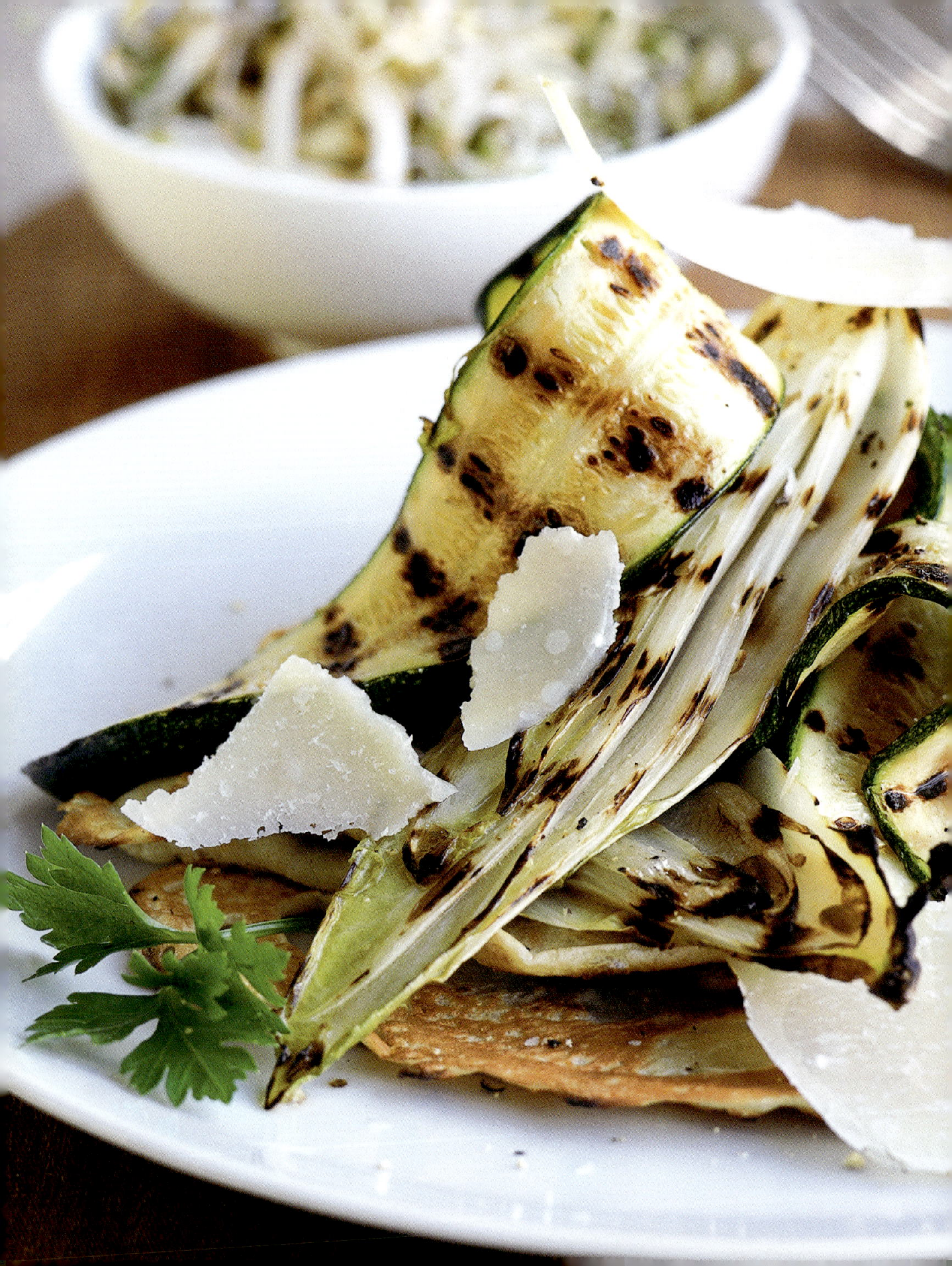

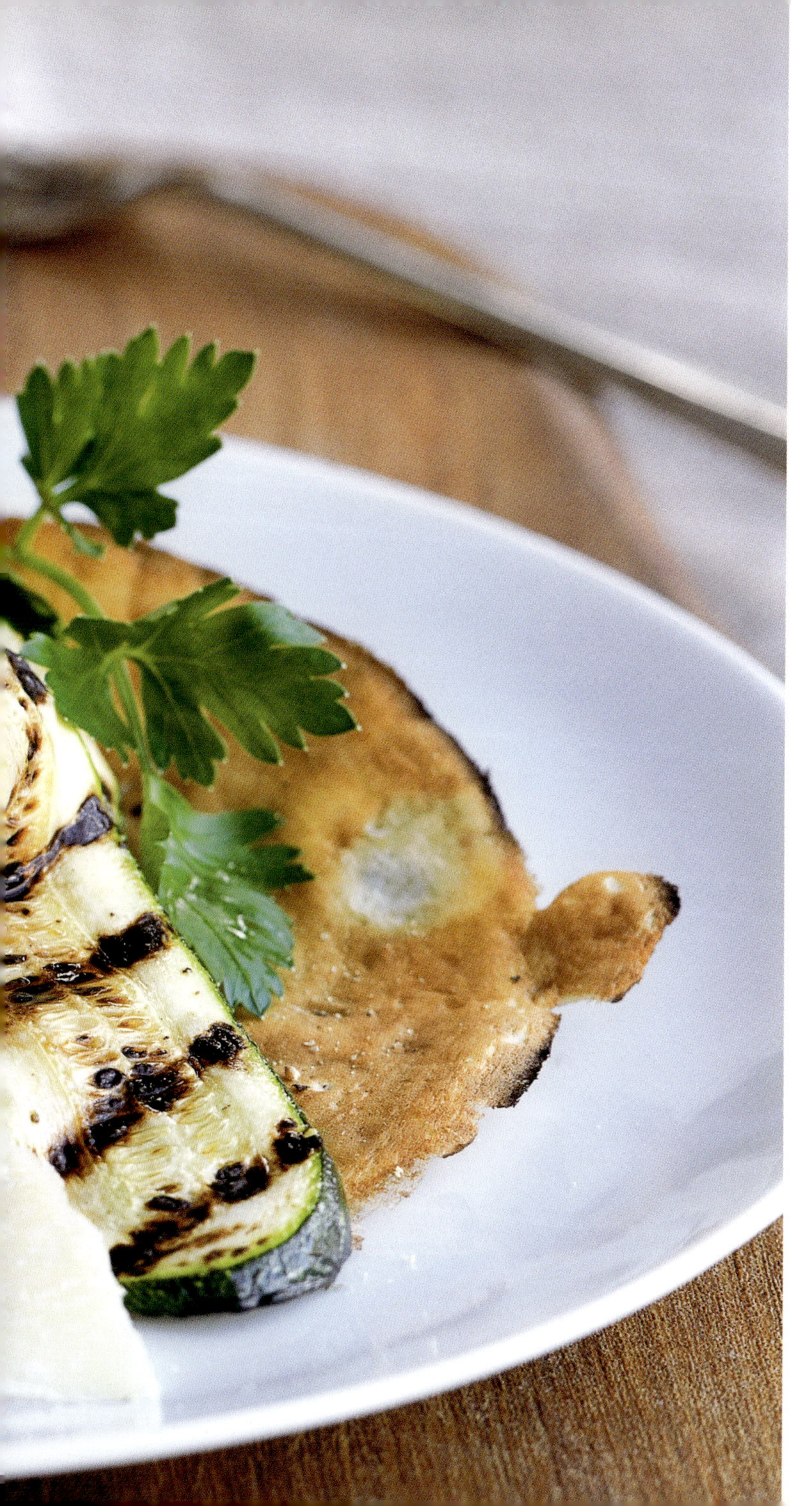

soir

Cari vert thaï

Vous pouvez utiliser de la sauce au cari vert du commerce, mais le goût n'en sera pas le même. Cette recette peut sembler compliquée au départ, mais en préparant les ingrédients d'avance, elle est très facile à réaliser et en vaut vraiment la peine.

Pour 4 personnes ▪ Préparation : 5 minutes ▪ Cuisson : 15 minutes

- 410 g (14 ½ oz) de lait de coco faible en gras en conserve
- 3 c. à soupe de pâte de cari vert thaï
- 200 g (7 oz) de bœuf maigre, ou de poitrine de poulet, tranché mince
- 1 aubergine de taille moyenne, en morceaux de 2 cm (1 po)
- 50 g (2 oz) de haricots verts, étêtés et équeutés
- 410 g (14 ½ oz) de mini-maïs en conserve, égouttés
- 410 g (14 ½ oz) de champignons en conserve, égouttés
- 2 c. à soupe de cassonade
- 2 c. à soupe de sauce de poisson
- 3 feuilles de lime kafir, sans tige, tranchées mince (ou 2 c. à soupe de jus de lime avec le zeste de ½ lime)
- 60 g (2 oz) de feuilles de basilic frais (comme garniture)
- 2 gros piments longs (1 rouge et 1 vert pour ajouter de la couleur), tranchés sur la longueur (pour garnir)

POUR LES LÉGUMES D'ACCOMPAGNEMENT

- 2 c. à thé (à café) d'huile végétale (sauf l'huile d'olive)
- 200 g (7 oz) de légumes variées au choix, frais ou surgelés

Dans un wok, faire revenir le lait de coco pendant 5 minutes à feu vif. Ajouter la pâte de cari vert et continuer à cuire 2 minutes de plus. Ajouter le bœuf ou le poulet et laisser cuire pendant une minute, jusqu'à ce qu'ils commencent à colorer. Ajouter les morceaux d'aubergine et continuer la cuisson jusqu'à ce qu'ils soient tendres.

Ajouter les haricots verts et cuire 2 minutes de plus. Ajouter les mini-maïs et les champignons en conserve.

Ajouter la cassonade et remuer pour dissoudre, incorporer la sauce de poisson, les feuilles de lime kaffir (ou le jus et le zeste de lime), et le basilic.

Verser dans un plat de service, rincer rapidement le wok et le remettre à feu vif avec 1 c. à thé (à café) d'huile végétale.

Mettre les légumes dans le wok et faire sauter vivement pendant environ une minute jusqu'à ce qu'ils soient cuits mais encore croquants. Garnir le cari de feuilles de basilic et de tranches de piments rouge et vert.

calories 457,5 ▪ lipides 26,66 ▪ protéines 24,31 ▪ glucides 38,84

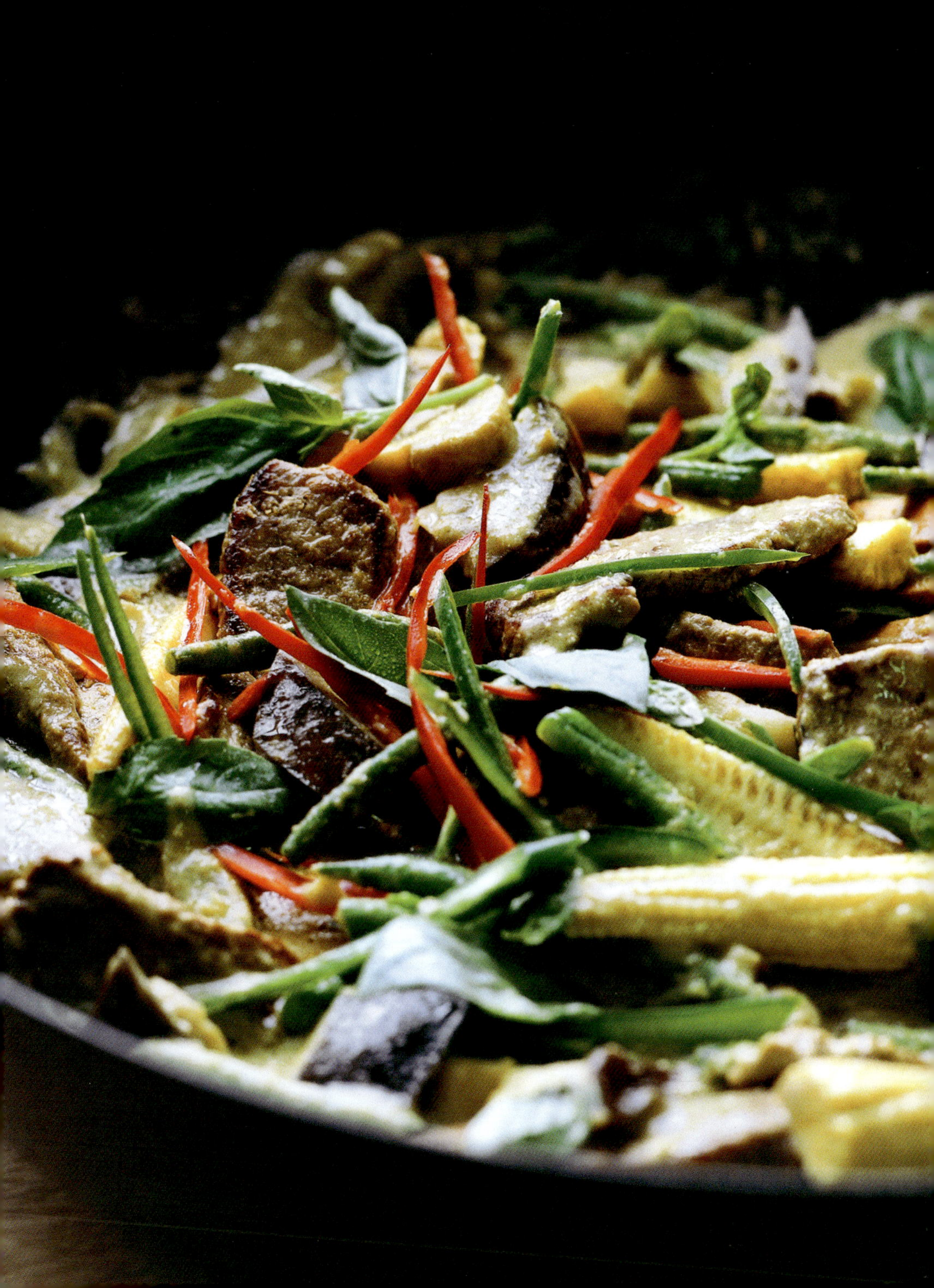

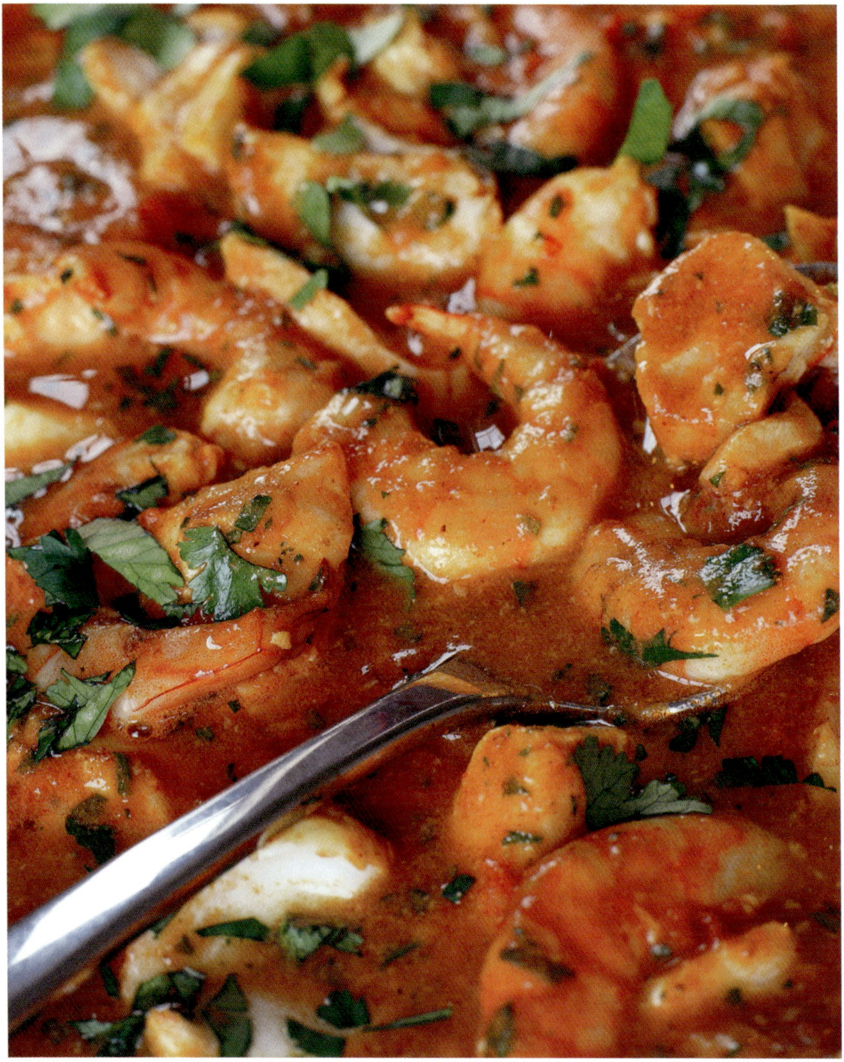

Cari de poisson et de crevettes facile

Se prépare en un tournemain à votre retour du travail : lorsque vous aurez réussi à vous détendre, votre souper sera prêt. Si vous utilisez du poisson ou des crevettes surgelés, assurez-vous qu'ils sont bien décongelés avant de commencer.

Pour 2 personnes ▪ Préparation : 5 minutes ▪ Cuisson : 30 minutes

- 200 g (7 oz) de filets de poisson blanc, sans peau, comme de l'aiglefin, du colin ou de la morue
- 100 g (3 ½ oz) de crevettes
- 410 g (14 ½ oz) de tomates hachées dans leur jus
- 125 ml (½ tasse) de lait partiellement écrémé
- 2 c. à soupe de farine
- 1 c. à soupe de pâte de cari
- 50 g (2 oz) de coriandre fraîche, hachée

Préchauffer le four à 180 °C/350 °F/gaz 4. Couper le poisson en bouchées, les mélanger aux crevettes et déposer dans un plat de cuisson peu profond.

Mettre les tomates hachées, le lait, la farine et la pâte de cari dans un bol et bien remuer à l'aide d'une cuiller de bois jusqu'à la disparition des grumeaux de farine.

Incorporer la moitié de la coriandre, et verser le mélange à la tomate sur le poisson et les crevettes. Couvrir le plat d'une feuille d'aluminium et faire cuire pendant 30 minutes. Garnir du reste de la coriandre fraîche et servir. Excellent servi avec des petits pois ou des haricots verts.

calories 259,50 ▪ lipides 2,58 ▪ protéines 33,17 ▪ glucides 27,5

Filet de poulet en papillote

La cuisson « en papillote » (dans une enveloppe) est une délicieuse façon de retenir l'humidité et la saveur des aliments ; elle convient particulièrement bien au poulet.

Pour 2 personnes ▪ Préparation : 10 minutes ▪ Cuisson : 30 minutes

200 g (7 oz) de filets de poulet
2 feuilles de laurier
Grains de poivre
2 c. à soupe de vin blanc
2 grosses tomates
2 c. à soupe d'huile d'olive
Un peu de thym en feuilles ou séché
200 g (7 oz) de haricots d'Espagne, étêtés, équeutés et hachés

Préchauffer le four à 180 °C/350 °F/gaz 4.
Déposer chaque filet de poulet sur un carré de papier aluminium, placer une feuille de laurier et quelques grains de poivre sur chaque filet et arroser d'un peu de vin. Façonner un paquet scellé en ramenant le papier lâchement autour du poulet et en réunissant les bords et en les repliant. Déposer dans un plat allant au four.

Couper les tomates en deux, sur la largeur.
Les saupoudrer de thym, d'une pincée de sel, de quelques tours de moulin à poivre et y verser un filet d'huile d'olive. Placer les tomates dans un autre plat allant au four et les faire cuire, avec le poulet, pendant 30 minutes.

Porter à ébullition une casserole d'eau salée. Faire mijoter les haricots pendant 5 minutes, les égoutter et les servir avec le poulet et les tomates au four.

calories 316,50 ▪ lipides 7,87 ▪ protéines 40,13 ▪ glucides 21,01

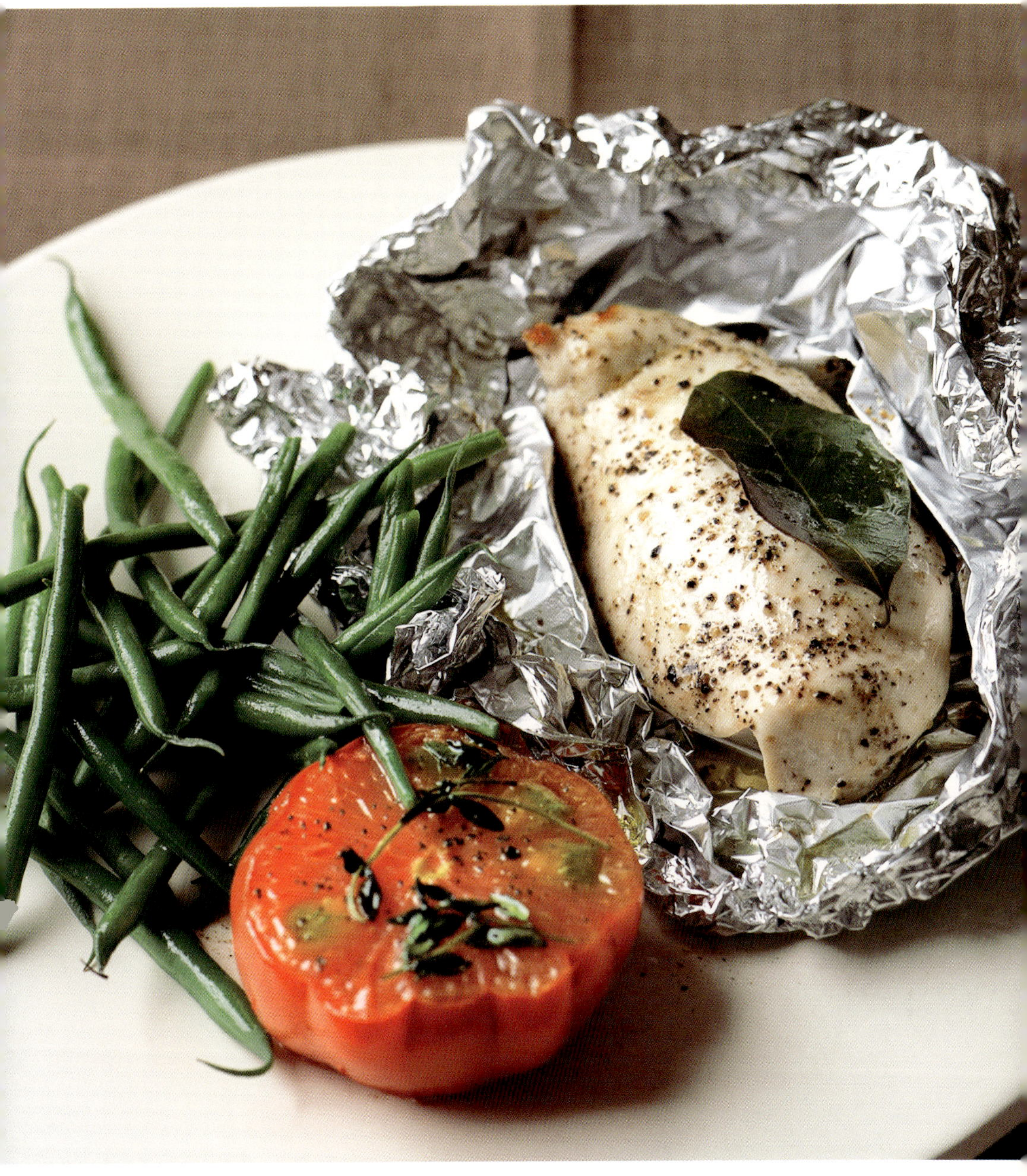

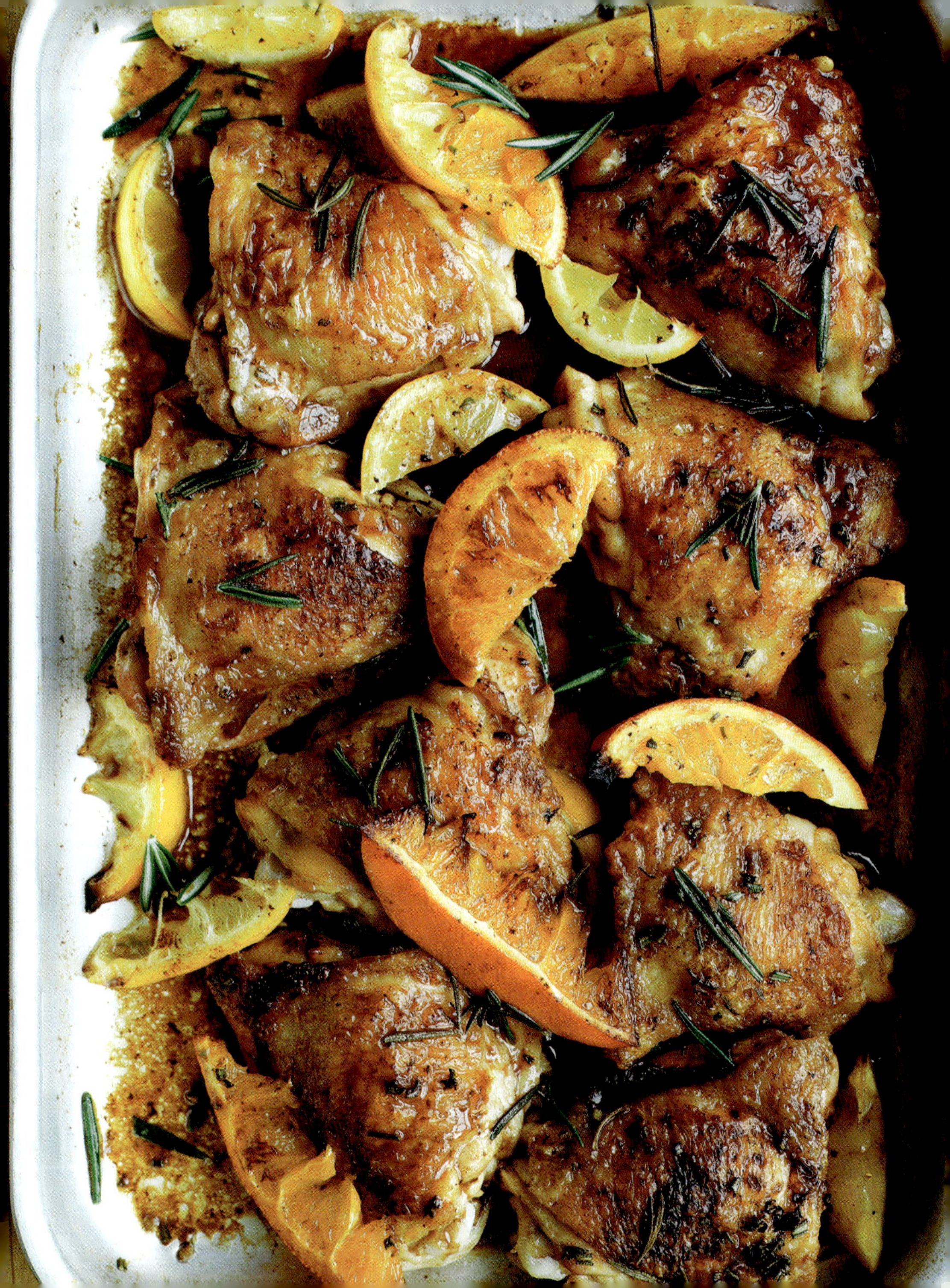

Poulet citronné cuit au four avec lentilles et roquette

Une excellente idée pour une fête : un plat savoureux pour les papilles et les yeux, et si simple à préparer.

Pour 6 personnes ▪ Préparation : 5 minutes ▪ Cuisson : 45 minutes

- 8 cuisses de poulet
- 1 citron, coupé en quartiers
- 2 oranges, coupées en quartiers
- 125 ml (½ tasse) de bouillon de poulet (frais, si possible)
- 2 c. à soupe de vinaigre balsamique
- 4 tiges de romarin
- ½ c. à thé (à café) de sel de mer
- Quelques tours de moulin à poivre
- 820 g (29 oz) de lentilles cuites en conserve, égouttées
- 200 g (7 oz) de roquette, ou une salade d'épinards, roquette, cresson
- 1 c. à soupe d'huile d'olive

Préchauffer le four à 180 °C/350 °F/gaz 4. Extraire le jus du citron et des oranges dans un petit bol. Ajouter le bouillon, le vinaigre et les assaisonnements ; bien mélanger.

Couper chaque morceau de fruit en deux. Disposer le poulet dans un grand plat de cuisson, insérant les morceaux d'orange, la moitié des morceaux de citron et trois tiges de romarin entre les cuisses. Arroser du mélange de bouillon, couvrir de papier d'aluminium et placer au centre du four pendant 20 minutes.

Retirer la feuille d'aluminium, arroser les morceaux de poulet et augmenter la température du four à 200 °C/390 °F/gaz 6, puis laisser cuire 20 minutes de plus. Lorsque le poulet est cuit, éteindre le four, retirer le poulet et écraser délicatement les morceaux de fruits citrin. Verser les jus de cuisson dans une casserole. Couvrir à nouveau le poulet du papier aluminium et laisser reposer dans le four, la porte entrouverte.

Faire bouillir les jus de cuisson à feu vif pendant quelques minutes, mettre les lentilles dans la casserole avec le reste du romarin. Saler et poivrer et bien faire chauffer. Servir accompagné d'une salade verte arrosée d'un peu d'huile d'olive et du jus des quartiers de citron qui restent.

calories 350,33 ▪ lipides 10,55 ▪ protéines 31,69 ▪ glucides 33,49

Légumes d'automne grillés avec tofu mariné au soya

Ce mélange regorge de vitamines et d'antioxydants. Le tofu est riche en hormones végétales et en acides gras essentiels.

Pour 2 personnes ▪ Préparation : 15 minutes ▪ Cuisson : 30 à 40 minutes

Huile de cuisson en aérosol
4 betteraves, cuites, pelées et coupées en quartiers
1 courge musquée moyenne, en gros morceaux
2 bulbes de fenouil, parés, coupés en deux et blanchis
Une poignée de petites carottes coupées en lanières
1 gros oignon, coupé en 6 quartiers
2 gousses d'ail, non pelées
3 c. à soupe d'huile d'olive
Sel de mer et poivre noir fraîchement moulu
1 c. à soupe de graines de lin aromatisées au choix (facultatif)

LE TOFU

125 g (5 oz) de tofu nature, coupé en bouchées
2 à 3 c. à soupe de sauce soya
Sauce chili piquante (facultatif)

POUR TERMINER

Une généreuse poignée de persil, ou de coriandre, haché
Quelques piments marinés
Yogourt ou fromage à la crème faible en gras, pour garnir
Quartiers de citron pour arroser

Préchauffer le four à 200 °C/400 °F/gaz 6. Vaporiser une rôtissoire d'huile d'olive. Blanchir les légumes plus fermes pendant 3 minutes pour les attendrir.

Arroser tous les légumes de 2 à 3 c. à soupe d'huile d'olive et les mélanger. Assaisonner et incorporer les gousses d'ail non pelées. Faire rôtir pendant 30 à 40 minutes, en retournant une fois pendant la cuisson. Au besoin, régler le four à température moyenne et laisser cuire pendant 10 à 15 minutes de plus.

Pendant que les légumes rôtissent, faire mariner les cubes de tofu dans 1 à 2 c. à thé (à café) de sauce soya pendant au moins 30 minutes, ou un peu plus. Faire chauffer un wok ou un poêlon, vaporiser d'huile et faire sauter le tofu, remuant sans cesse jusqu'à ce qu'il devienne croustillant par endroits ; ajouter une goutte ou deux de soya ou de sauce chili piquante.

Déposer les légumes grillés dans des assiettes réchauffées. Extraire la purée des gousses d'ail dans la casserole chaude pour mélanger avec le tofu et ajouter ensuite les légumes. Décorer d'une généreuse quantité de fines herbes hachées et servir immédiatement, accompagnés de piments marinés, de yogourt ou de fromage à la crème et de quartiers de citron.

calories 209,5 ▪ lipides 5,61 ▪ protéines 8,57 ▪ glucides 34,41

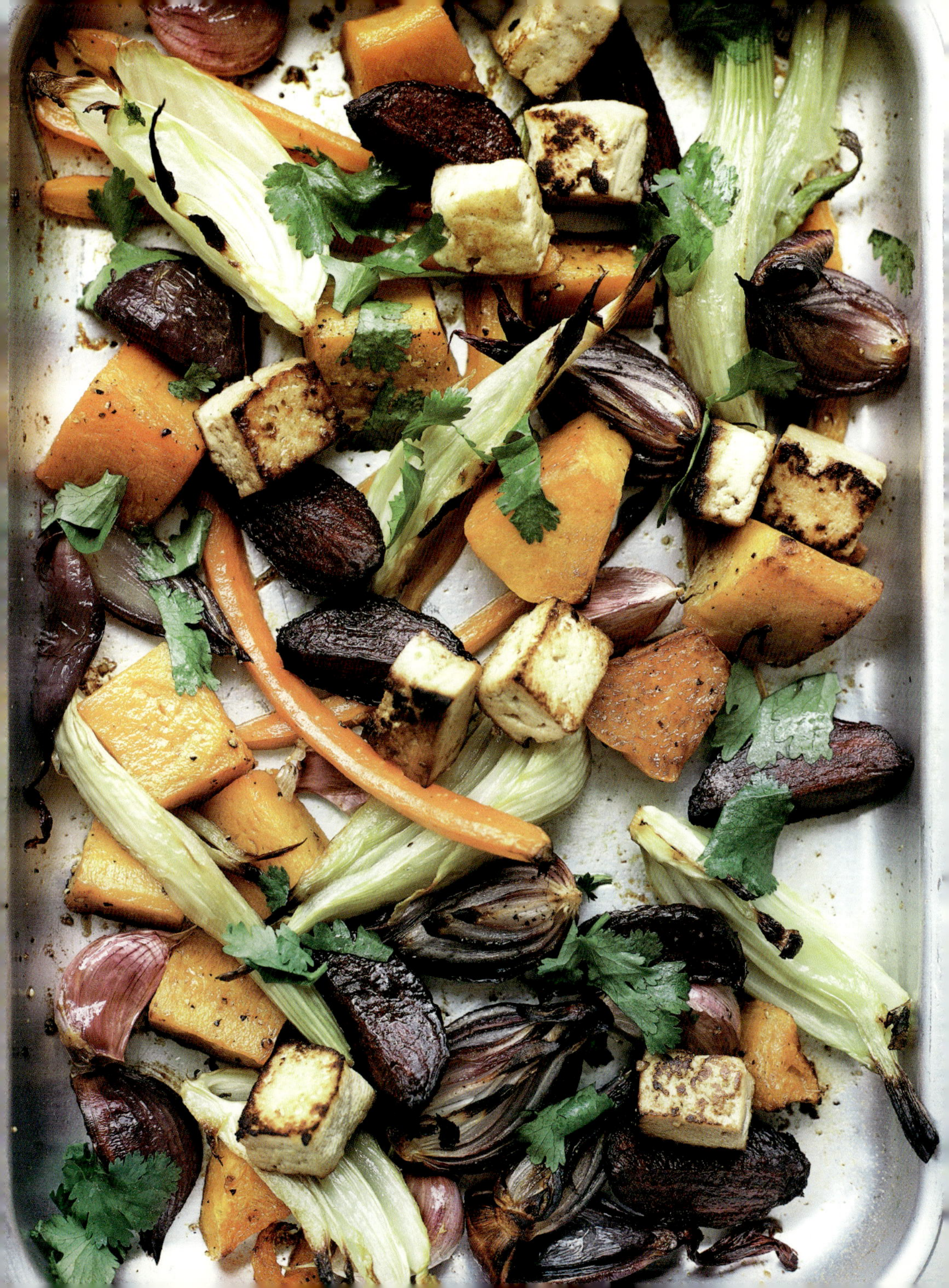

Poulet teriyaki sur oignons rouges et champignons

Facile à préparer, cette sauce se conserve des semaines dans le garde-manger. Elle convient parfaitement aux champignons, et elle peut être utilisée pour rehausser la saveur de soupes et des sautés.

Pour 2 personnes ▪ Préparation : 10 minutes ▪ Cuisson : 25 minutes

LA SAUCE TERIYAKI

- 150 ml (5 oz) de sauce soya foncée
- 100 ml (3 ½ oz) de mirin (vin de riz)
- 1 c. à soupe de sucre muscovado foncé

LE POULET

- 1 c. à soupe d'huile d'olive
- 1 oignon rouge, coupé en deux et tranché mince
- 250 g (9 oz) de champignons Portobello nettoyés, en tranches d'environ 2,5 cm (1 po) d'épaisseur
- 2 morceaux de papier aluminium, environ 30 X 20 cm (12 X 8 po)
- 200 g (7 oz) de poitrine de poulet, sans peau
- 2 c. à thé (à café) de sauce teriyaki (voir ci-dessus)
- 100 g (3 ½ oz) de feuilles de chou de Savoie, rincées, parées et coupées en gros morceaux

Sauce teriyaki : Placer tous les ingrédients dans une casserole à fond épais et porter à ébullition, en remuant doucement. Baisser le feu et laisser réduire de moitié, environ 10 minutes. Laisser tiédir et conserver dans un contenant propre.

Préchauffer le four à 200 °C/390 °F/gaz 6. Faire chauffer l'huile d'olive dans une poêle antiadhésive, à feu moyen. Ajouter l'oignon rouge et les champignons et faire sauter jusqu'à ce que les champignons deviennent brun foncé. Répartir dans les deux feuilles d'aluminium, et y déposer la poitrine de poulet.

Frotter chaque poitrine de poulet de 1 c. à thé (à café) de sauce teriyaki et former un paquet hermétique avec le papier aluminium sans trop serrer. Déposer les paquets sur une plaque à biscuits et laisser cuire au four 20 minutes.

Une fois le poulet cuit, le retirer du four et le laisser reposer pendant la cuisson du chou dans de l'eau bouillante. Égoutter le chou, le répartir également entre les assiettes. Ouvrir délicatement les paquets et recouvrir le chou du poulet, des champignons et de tous les jus succulents.

calories 317 ▪ lipides 10,73 ▪ protéines 35,78 ▪ glucides 18,32

Chaudrée aux saveurs de l'Asie

Les chaudrées traditionnelles sont préparées avec du lait. Dans ce cas-ci, le tofu velouté sert à créer la même onctuosité, sans le gras. Aliment polyvalent, le tofu absorbe les saveurs sans les changer et il est plein de bonnes choses. Ajoutez-en à votre smoothie du matin pour un petit coup de protéines pour démarrer la journée du bon pied.

Pour 4 personnes ▪ Préparation : aucune ▪ Cuisson : 15 minutes

- 300 ml (1 ¼ tasse) de bouillon de légumes (frais, pas en cubes)
- 600 ml (2 ½ tasses) d'eau
- 1 c. à thé (à café) de purée de gingembre
- 1 c. à thé (à café) de sel de mer
- 300 g (10 oz) de maïs sucré en conserve, égoutté
- 200 g (7 oz) de tofu velouté
- Le jus de ½ lime
- 1 c. à thé (à café) d'huile de graines de sésame grillées
- 2 oignons verts (les parties vertes et blanches), tranchés mince

Mettre le bouillon, l'eau, la purée de gingembre, le sel et les deux tiers du maïs dans une casserole. Porter à ébullition et laisser mijoter à feu doux pendant 10 minutes.

Retirer du feu, ajouter le tofu et mélanger jusqu'à l'obtention d'un mélange assez homogène. Ajouter le reste du maïs et laisser mijoter pendant 3 minutes de plus. Ajouter le jus de lime, bien remuer et vérifier s'il faut plus de sel et plus de jus de lime.

Verser à la louche dans des bols, ajouter quelques gouttes d'huile de sésame et garnir d'oignons verts.

calories 108 ▪ lipides 3,22 ▪ protéines 5,29 ▪ glucides 17,39

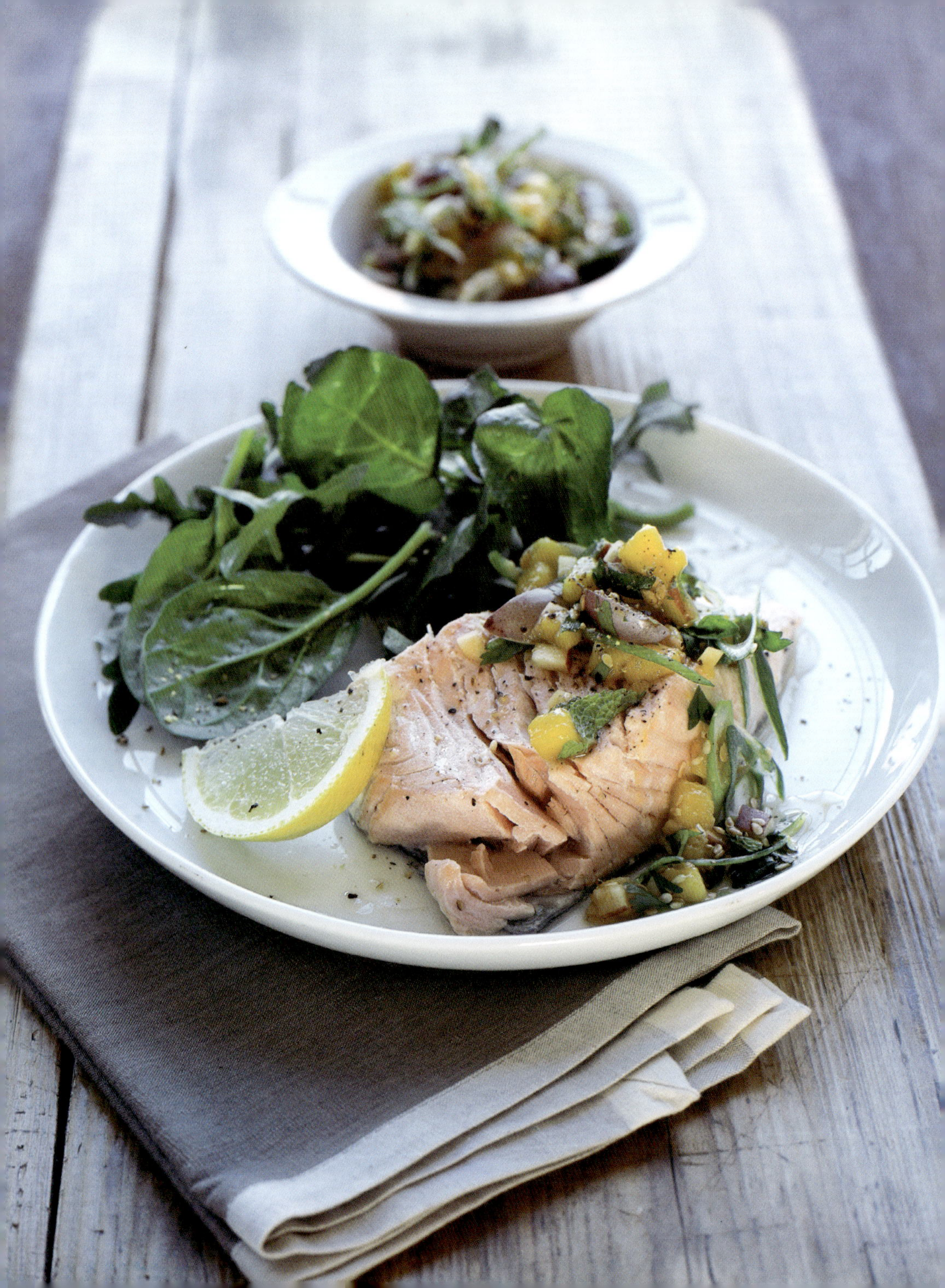

Saumon d'été parfumé avec salsa de raisins mauves et de mangue

La cuisson à la vapeur est un moyen facile et sain de faire cuire le poisson, tout en en préservant les acides gras oméga-3 essentiels. Les raisins mauves veilleront à vous donner la force nécessaire pour votre session d'exercices du lendemain !

Pour 2 personnes ▪ Préparation : 10 minutes ▪ Cuisson : 15 minutes

LE POISSON

200 g (7oz) de filets de saumon

Sel de mer et poivre noir fraîchement moulu

1 citron

2 oignons verts

Filaments de gingembre

LA SALSA

1 botte d'oignons verts, parés, mais incluant un peu de la partie verte

1 gousse d'ail, pelée et hachée

1 c. à soupe de gingembre râpé

1 mangue, coupée en dés

1 nectarine, en dés (facultatif)

Une poignée de raisins mauves, tranchés en deux

1 poignée de coriandre, hachée

1 poignée de menthe, hachée

Graines de lin et de sésame, rôties

2 c. à soupe de jus de raisin rouge

Jus de citron

SERVIR AVEC

Un mesclun d'épinards, de roquette et de cresson

Préparer la marmite à vapeur et amener l'eau à ébullition. Mélanger les ingrédients de la salsa dans un bol, assaissonner au goût et laisser reposer pour permettre aux saveurs de s'intensifier pendant que le saumon cuit.

Rincer le saumon à l'eau froide et l'assécher avec un essuie-tout. Assaisonner le poisson d'un peu de sel de mer, de poivre fraîchement moulu et d'une généreuse quantité de jus de citron.

Sur deux feuilles d'aluminium légèrement huilées, faire un nid d'oignons verts et de gingembre et y déposer le saumon arrosé de jus de citron. Plisser et sceller la feuille d'aluminium, sans trop serrer, et placer les deux papillotes dans la marmite à vapeur. Faire cuire à la vapeur pendant environ 15 minutes.

Déposer un nid de feuilles de laitue dans deux assiettes. Y mettre une généreuse portion de salsa au centre et couvrir du saumon chaud et parfumé, cuit à la vapeur.

calories 292,5 ▪ lipides 7,32 ▪ protéines 22,17 ▪ glucides 37,54

Soupe mexicaine aux légumes

Très facile à préparer, cette soupe au goût délicieusement fumé se congèle bien. Les haricots frits ajoutent à la fois des protéines et agissent comme agent épaississant. Vous pouvez utiliser des haricots pinto ou cannellini en conserve, en les écrasant avec une fourchette avant de les ajouter à la casserole. Il est préférable de consommer la soupe aussitôt qu'elle est prête avant que les haricots ne perdent de leur couleur. Si vous aimez vos soupes épicées, vous pouvez utiliser de la salsa en bouteille.

Pour 4 personnes ▪ Préparation : 10 minutes ▪ Cuisson : 15 minutes

1 c. à soupe d'huile d'olive
1 oignon rouge moyen, haché
2 gousses d'ail, hachées
½ c. à thé (à café) de coriandre moulue
2 carottes moyennes, pelées et coupées en bouchées
1,25 litre (5 tasses) de bouillon de légumes ou d'eau additionnée de deux cubes de bouillon de légumes
415 g (15 oz) de haricots frits
415 g (15 oz) de haricots cannellini
½ c. à thé (à café) d'origan séché
1 c. à soupe de piment jalapeno (en pot), haché
350 g (¾ de lb) de haricots verts, étêtés, équeutés et coupés en bouchées
Le jus de ½ lime

LA SALSA À LA TOMATE

2 tomates moyennes
1 oignon vert, tranché mince
Une petite poignée de coriandre fraîche, hachée
Le jus de ½ lime
½ c. à thé (à café) de sel

Mélanger les ingrédients pour la salsa et réserver.

Dans une poêle à fond épais, faire revenir l'oignon dans de l'huile, à feu modéré. Lorsqu'il est translucide, ajouter l'ail et la coriandre moulue et faire revenir pendant une minute de plus. Ajouter les carottes, le bouillon de légumes, les haricots frits, les haricots cannellini et l'origan séché. Porter à ébullition, en remuant assez fréquemment. Laisser mijoter pendant 5 minutes, ajouter le piment jalapeno, les haricots verts et le jus de lime. Laisser mijoter 3 minutes de plus, vérifier l'assaisonnement et servir la soupe, garnie d'une généreuse cuillerée de salsa à la tomate au centre de chaque bol.

Pour congeler les restes, ajouter la salsa qui reste d'abord et, au moment de réchauffer la soupe, en relever le goût en ajoutant un peu plus de jus de lime et de coriandre fraîche hachée.

calories 248 ▪ lipides 3,22 ▪ protéines 13,24 ▪ glucides 44,4

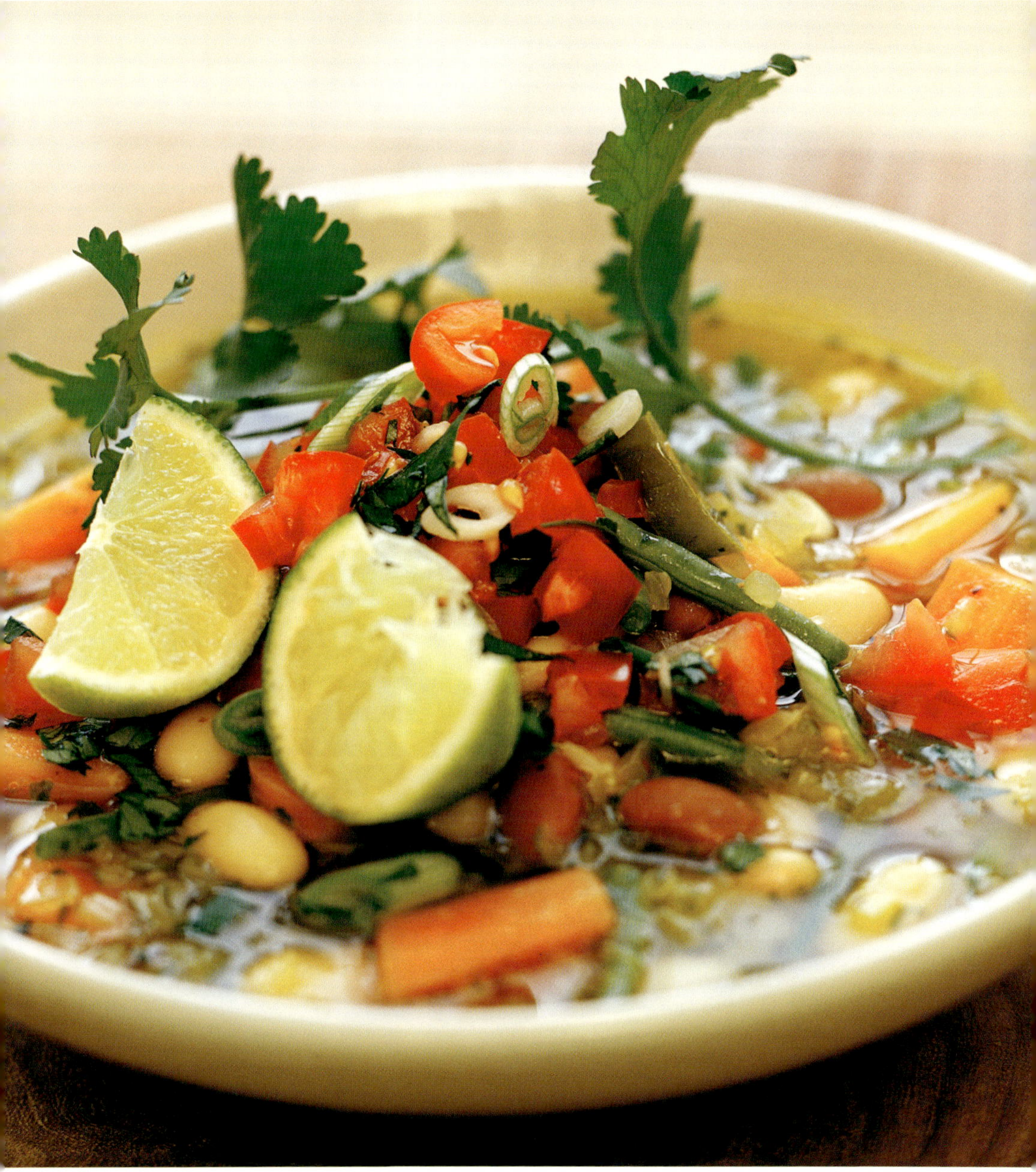

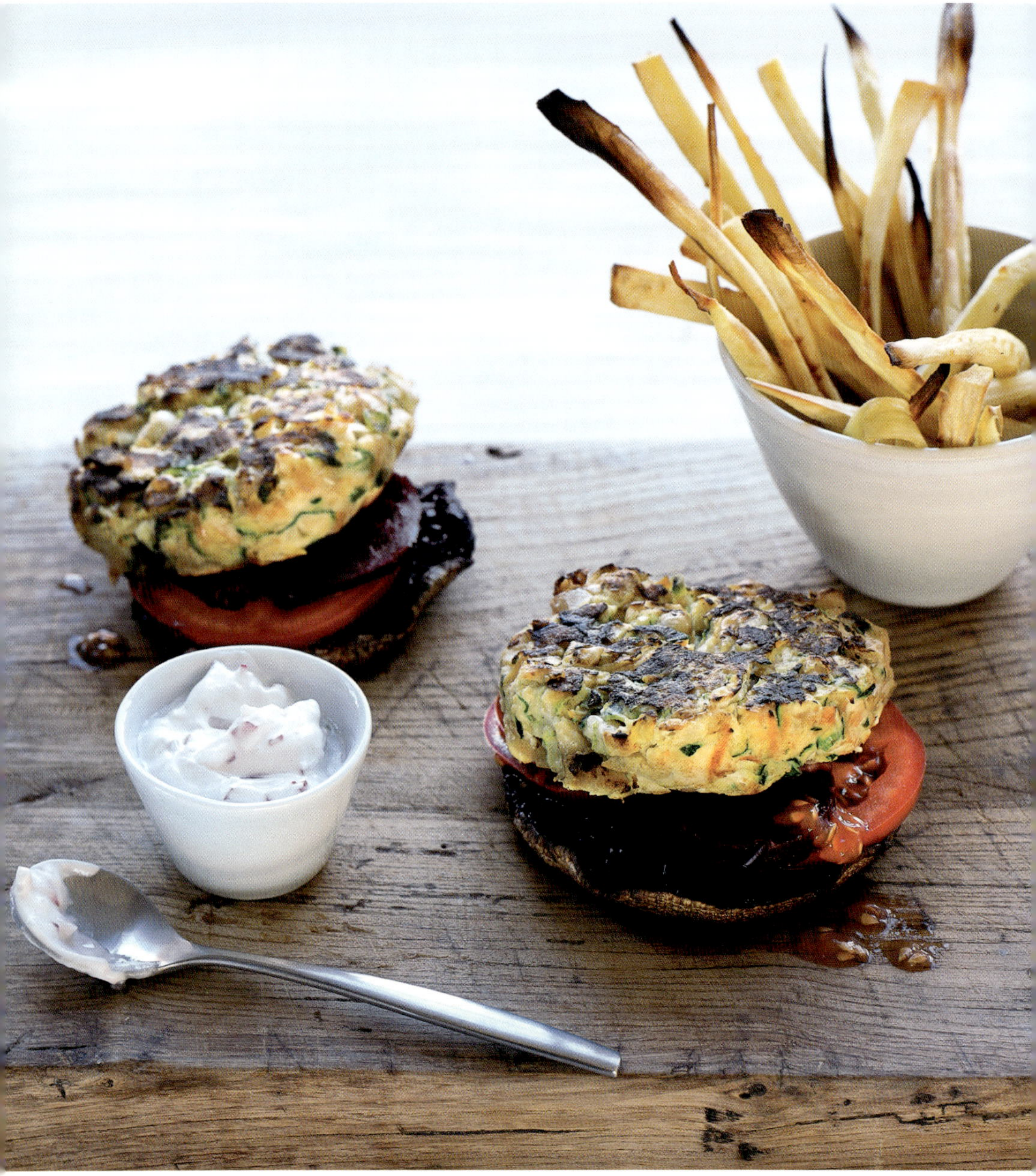

Poulet au chili et burgers aux haricots blancs

Les graines de lin sont riches en acides gras oméga-3 et 6 ; elles réduisent et même éliminent le besoin de sel. Servez ces burgers à la façon « couvre-feu pour les glucides », déposés sur un gros chapeau de champignon, avec des croustilles de panais comme accompagnement.

Pour 2 personnes ▪ Préparation : 15 minutes ▪ Cuisson : 40 minutes

LES BURGERS

200 g (7 oz) de haricots cannellini en conserve, égouttés

200 g (7 oz) de poitrine de poulet sans peau, émincée

75 g (2 ½ oz) de courgette râpée

75 g (2 ½ oz) de carotte râpée

4 oignons verts, tranchés

2 gousses d'ail, hachées finement

1 piment rouge, haché

1 c. à soupe de graines de lin moulues

Une généreuse poignée de coriandre, hachée

3 c. à soupe d'huile d'olive

Sel de mer et poivre noir

1 petit œuf, battu

POUR SERVIR

3 panais moyens, pelés et tranchés en quartiers épais

2 gros champignons blancs

3 grosses tomates, tranchées

3 betteraves, tranchées

LA MAYO AU SOYA

5 radis, hachés

3 c. à soupe de yogourt nature

Préchauffer le four à 200 °C/400 °F/gaz 6 et vaporiser légèrement une plaque à biscuits d'huile d'olive. Au même moment, tapisser une rôtissoire d'une feuille d'aluminium. Vaporiser les panais d'un peu d'huile d'olive et faire rôtir au four pendant 40 minutes, en les tournant de temps en temps.

Écraser grossièrement les haricots égouttés et en réduire la moitié en purée. Dans un gros bol, bien mélanger, avec les mains, les haricots et le poulet, la courgette, la carotte, les oignons verts, l'ail, le chili, les graines de lin, la coriandre, l'huile d'olive et les assaisonnements. Ajouter tout juste un peu d'œuf battu pour aider le mélange à se tenir.

Façonner 4 boulettes et les disposer sur la plaque à biscuits. Faire cuire au four environ 30 minutes, sans les tourner. Quinze minutes avant la fin de la cuisson, arroser de 1 c. à thé (à café) d'huile d'olive le chapeau de chacun des champignons et les ajouter à la plaque.

Mélanger les radis et les 3 c. à soupe de yogourt ; saler et poivrer. Poser une croquette sur chaque gros champignon et y mettre de la « mayonnaise » de soja au goût. Servir avec une salade de légumes.

calories 434,5 ▪ lipides 11,4 ▪ protéines 40,08 ▪ glucides 45,18

Tranche de jambon fumé avec lentilles du Puy et sauté de verdures

Les lentilles ne méritent pas leur mauvaise réputation. Lorsqu'elles sont bien apprêtées et servies avec des saveurs qui les complètent bien, elles sont délicieuses. Le jus d'orange de ce plat le rehausse vraiment et accompagne très bien les légumes verts sautés. Les lentilles du Puy sont très petites, vert très foncé et ne nécessitent pas de trempage.

Pour 2 personnes ▪ Préparation : 5 minutes ▪ Cuisson : 20 minutes

200 g (7 oz) de lentilles du Puy
2 feuilles de laurier
2 tranches de jambon fumé de 100 g (3 ½ oz) chacune
Le jus de deux oranges (sanguines, si vous en trouvez)
400 g (14 oz) de feuilles de chou de Savoie, en fines lanières et rincées
2 c. à soupe de sauce de soja

Préchauffer le four à 180 °C/350 °F/gaz 4. Couvrir les lentilles d'eau, ajouter les feuilles de laurier et porter à ébullition. Laisser mijoter à feu doux pendant 20 minutes.

Disposer les tranches de jambon fumé côte à côte dans un plat allant au four. Verser le jus d'orange sur le jambon et couvrir le plat d'une feuille d'aluminium, pas hermétiquement. Enfourner et laisser cuire pendant 10 minutes.

Pendant que les lentilles et le jambon cuisent, faire revenir le chou avec quelques gouttes d'eau pendant quelques minutes jusqu'à ce qu'il commence à ramollir. Ajouter la sauce soya et couvrir. Laisser cuire à la vapeur pendant 5 à 10 minutes de plus en remuant de temps en temps.

Servir le jambon sur un lit de lentilles, arrosé du jus de cuisson et accompagné du chou.

calories 363,5 ▪ lipides 7,86 ▪ protéines 31,54 ▪ glucides 47,39

Crêpes aux pois chiches et aux amandes

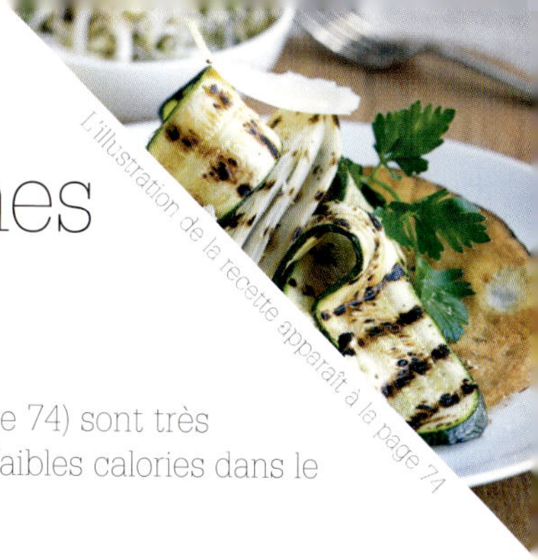

L'illustration de la recette apparaît à la page 74

Ces crêpes hautement protéinées et faibles en gras (page 74) sont très polyvalentes et peuvent servir de base pour les repas à faibles calories dans le respect du « couvre-feu pour les glucides ».

Pour 2 personnes ▪ Préparation : 5 minutes ▪ Cuisson : 5 minutes

LES CRÊPES

- 110 g (1 ½ tasse) d'amandes broyées
- 50 g (½ tasse) de farine de pois chiches
- 1 c. à soupe de graines de lin
- 1 œuf
- 200 ml (7 oz) de lait de soja
- Une pincée de sel de mer
- Huile d'olive en aérosol
- De l'eau, au besoin

LA GARNITURE

- 2 à 3 courgettes tranchées sur la longueur en languettes de 0,5 cm (¼ de po) d'épaisseur
- 1 chicorée
- Huile d'olive aromatisée à l'ail et aux fines herbes
- Une poignée de persil, haché finement
- Une poignée de ciboulette, cisaillée
- Un peu de parmesan, râpé

POUR SERVIR

- Une poignée de germes de haricots

Mélanger tous les ingrédients pour la crêpe jusqu'à consistance lisse et réserver pendant la préparation des légumes. Réchauffer une assiette dans un four à température modérée pour y empiler les crêpes.

Préchauffer la plaque chauffante jusqu'à ce qu'elle soit bien chaude. Détacher les feuilles de la chicorée. Vaporiser les courgettes et les feuilles de chicorée d'huile d'olive, saler et poivrer, et déposer sur la plaque chauffante, les tournant de temps à autre jusqu'à ce qu'elles soient légèrement carbonisées.

Pendant que les légumes grillent, ajouter un peu d'eau à la pâte à crêpe pour l'éclaircir au besoin. Vaporiser une poêle antiadhésive d'huile d'olive et faire chauffer à feu modéré à vif. Verser une louche du mélange et remuer la poêle afin d'en tapisser le fond après 30 secondes et la faire cuire 30 secondes de plus. Transférer dans l'assiette chaude et couvrir pendant la cuisson des autres crêpes. Déposer 1 ou 2 crêpes dans chaque assiette et les garnir de légumes grillés, d'un peu d'huile aromatisée et de parmesan râpé. Parsemer de ciboulette et de persil hachés, et accompagner d'une salade de germes de haricots.

calories 422,5 ▪ lipides 28,07 ▪ protéines 20,49 ▪ glucides 28,5

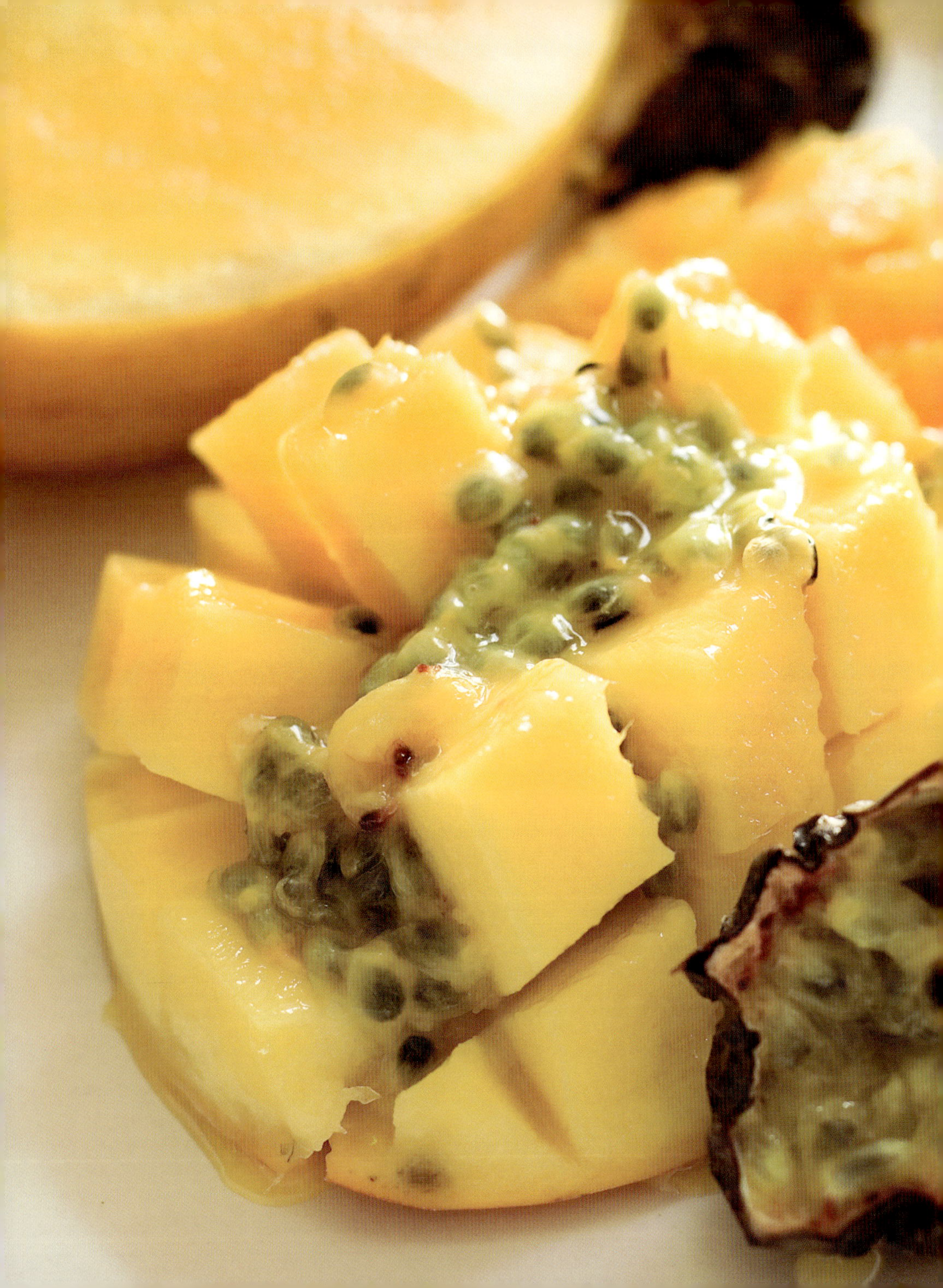

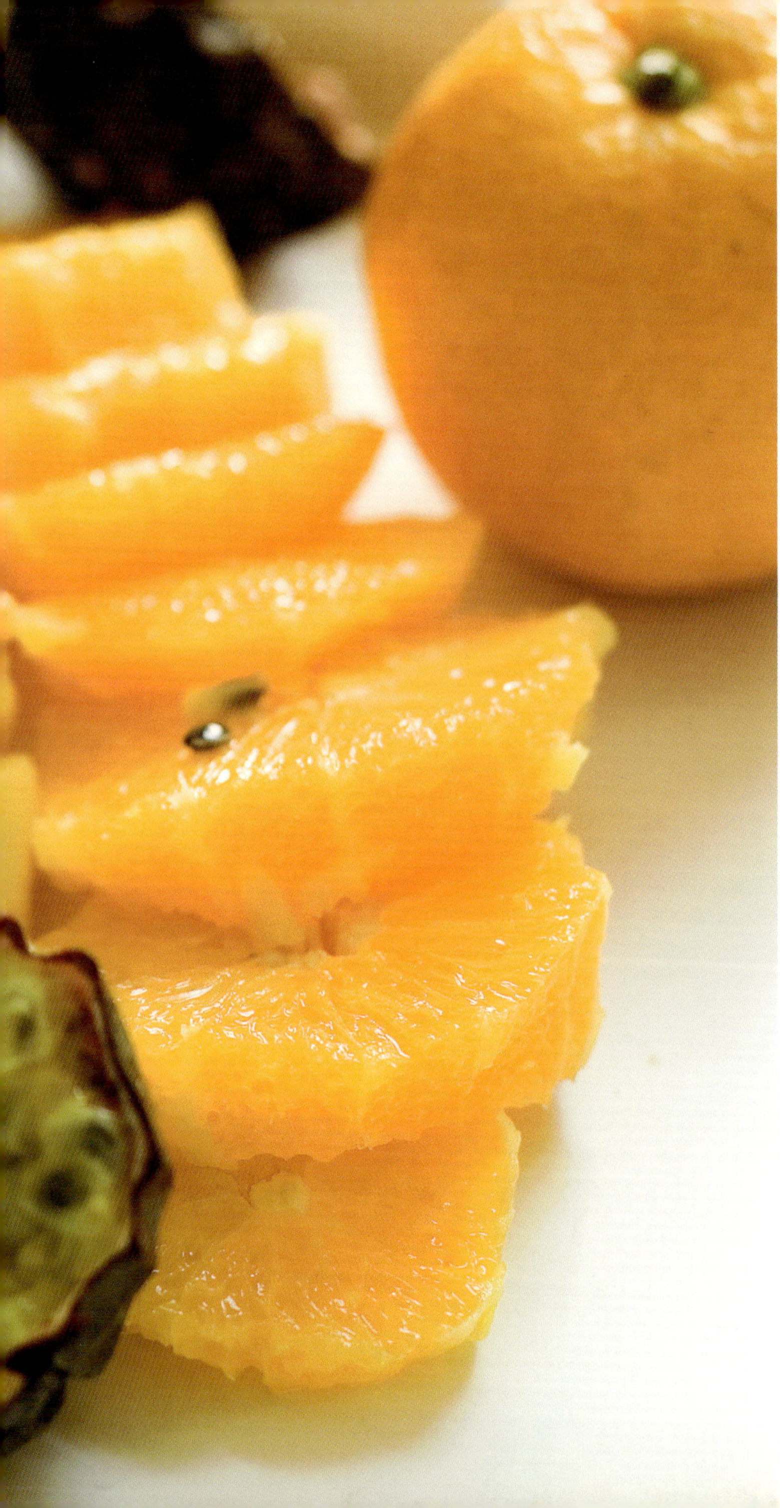

Les desserts

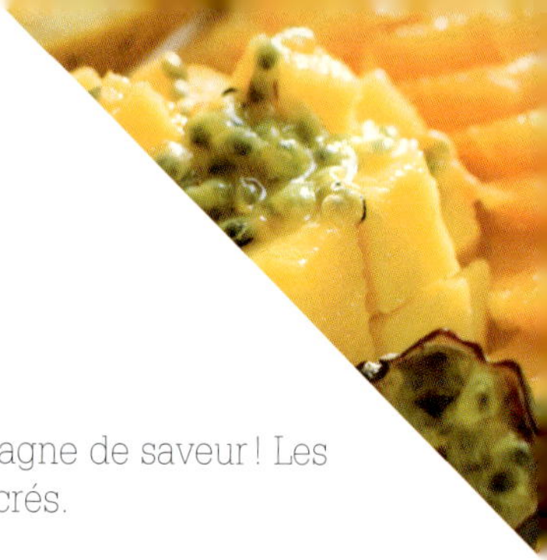

Orange, mangue et fruit de la passion

Le fruit de la passion est petit, mais il renferme une montagne de saveur ! Les mauves dont la peau est plissée sont souvent les plus sucrés.

Pour 4 personnes ▪ Préparation : 20 minutes ▪ Cuisson : 5 minutes

- 3 fruits de la passion
- 2 c. à thé (à café) de miel
- 6 oranges sucrées et juteuses
- 1 grosse mangue ou 2 petites, bien mûres
- Le zeste de 3 oranges, coupé en lanières très fines

Décalotter les fruits de la passion et retirer la chair à l'aide d'une cuiller à thé (à café) et la mettre dans une petite casserole.

Ajouter le miel et 2 c. à soupe d'eau ; faire chauffer à feu doux jusqu'à ce que la chair orange soit dissoute et que les pépins noirs flottent à la surface (ce n'est pas indispensable, mais cela empêche le fruit de la passion de s'amalgamer). Laisser tiédir.

Peler à vif les oranges et supprimer autant d'écorce que possible. Utiliser un couteau dentelé pour les trancher en rondelles fines et les déposer dans un plat de service. Retirer le noyau de la mangue, retirer et hacher grossièrement la chair. Mélanger les morceaux de mangue et les oranges et arroser du jus des fruits de la passion, les pépins et le sirop.

Parsemer du zeste d'orange et réfrigérer pendant plusieurs heures si possible pour permettre aux saveurs de s'intensifier. Excellent servi frais, mais pas directement du frigo (le froid tend à éliminer la saveur).

calories 123,75 ▪ lipides 0,37 ▪ protéines 2,12 ▪ glucides 31,56

Gelée de rhubarbe et de fraises

Faites des essais avec différents fruits pour un dessert facile à réaliser et qui peut être préparé à l'avance. Vous pouvez utiliser des bleuets (myrtilles) frais dans une gelée au citron, des abricots pochés dans une gelée aux framboises… Les combinaisons sont illimitées. Servir dans un verre à martini, ou dans une grande coupe à vin, pour mettre en vedette les belles couleurs.

Pour 4 personnes ▪ Préparation : 15 minutes ▪ Cuisson : 15 minutes
Temps pour la prise : 6 à 8 heures

200 g (7 oz) de rhubarbe
1 c. à soupe de jus de citron
1 paquet de gelée aux fraises sans sucre

Rincer et trancher la rhubarbe en morceaux de 1 cm. Les mettre dans une casserole avec le jus de citron, couvrir et laisser mijoter à feu doux pendant 5 à 10 minutes, en remuant de temps à autre. Égoutter la rhubarbe et en conserver le jus.

Préparer la gelée en suivant le mode d'emploi sur l'emballage, incorporant le jus de rhubarbe dans la quantité d'eau demandée. Laisser tiédir à la température ambiante avant d'y ajouter délicatement la rhubarbe cuite ; verser dans des bols de services. Réfrigérer pendant au moins 6 heures.

calories 11,25 ▪ lipides 0,11 ▪ protéines 0,47 ▪ glucides 2,52

Bananes au four en papillote

Une variante adulte de la « banane royale », toute chaude et épicée.

Pour 4 personnes ▪ Préparation : 5 minutes ▪ Cuisson : 20 minutes

4 bananes
Le jus de 2 oranges
2 c. à thé (à café) de zeste d'orange
2 c. à thé (à café) de zeste de citron
Quelques pincées de cannelle
125 g (5 oz) de yogourt nature, faible en gras
50 g (½ tasse) d'amandes effilées grillées (facultatif)

Préchauffer le four à 180 °C/350 °F/gaz 6. Poser chaque banane sur un carré de feuille d'aluminium assez grand pour former une petite tente une fois replié. Ajouter le jus d'orange, les zestes d'orange et de citron et la cannelle, et sceller chaque paquet par un pli double. Déposer les tentes sur une plaque à biscuits et laisser cuire pendant 20 minutes.

Il suffit de déposer les tentes dans les assiettes des convives afin qu'ils les ouvrent. Servir accompagné de yogourt nature et d'amandes effilées grillées.

Sans amandes
calories 65,0 ▪ lipides 0,68 ▪ protéines 2,19 ▪ glucides 13,51

Avec amandes
calories 111,75 ▪ lipides 4,78 ▪ protéines 3,92 ▪ glucides 15,11

Fruit poché à la cannelle

Cet excellent dessert froid peut aussi se servir le matin couronné d'une généreuse cuillerée de yogourt faible en gras. Se conserve pendant des jours au frigo couvert d'une pellicule plastique. Créez vos propres combinaisons de fruits, ou achetez un mélange de fruits séchés du magasin d'aliments naturels.

Pour 6 personnes ▪ Préparation : 5 minutes ▪ Cuisson : 40 minutes

250 g (9 oz) de pommes, d'abricots, d'ananas, de pruneaux, de mangues, de cerises et de bleuets (myrtilles) séchés
2 bâtons de cannelle
4 c. à soupe de miel

Mettre les fruits séchés dans une grande casserole à fond épais avec les bâtons de cannelle et le miel. Verser suffisamment d'eau pour recouvrir les fruits d'au moins 2 cm (1 po) et faire mijoter à feu doux pendant 40 minutes, en veillant à ce que l'eau ne s'évapore pas – une bonne quantité du jus délicieux doit accompagner les fruits.

Une fois les fruits bien gonflés et tendres, retirer la casserole du feu, laisser tiédir et réfrigérer. Ce plat est encore meilleur lorsqu'il est préparé une journée à l'avance pour permettre aux saveurs de s'intensifier. Le choix de fruits déterminera s'il faut ajouter plus de miel avant de servir.

calories 143,83 ▪ lipides 0,21 ▪ protéines 1,07 ▪ glucides 38,23

Pêches au four avec mascarpone

Un autre dessert très facile à préparer. Utilisez des pêches en saison (attendez qu'elles soient bien mûres sinon elles risquent d'être sans goût), ou encore des pêches en conserve.

Pour 4 personnes ▪ Préparation : 5 minutes ▪ Cuisson : 20 minutes

- 2 pêches
- 4 c. à thé (à café) de mascarpone
- 2 c. à thé (à café) de sucre cristallisé
- 4 c. à soupe d'amandes en julienne

Préchauffer le four à 180 °C/350 °F/gaz 4. Trancher les pêches en deux, retirer le noyau et les déposer dans un plat allant au four, le côté tranché vers le haut. Déposer 1 c. à thé (à café) de fromage dans la cavité de chaque moitié de pêche, et saupoudrer de ½ c. à thé (à café) de sucre.

Couvrir le plat d'une feuille d'aluminium et faire cuire pendant 10 minutes. Retirer la feuille d'aluminium et laisser cuire 10 minutes de plus. Parsemer les pêches d'amandes en julienne et servir.

calories 51,0 ▪ lipides 1,67 ▪ protéines 1,75 ▪ glucides 7,92

Gâteau aux bananes et aux brisures de chocolat

Qui a dit qu'il est défendu de manger du gâteau au chocolat quand on essaie de perdre du poids? Voici une recette-gâterie pas trop calorifique que vous pouvez vous permettre, simplement parce que vous le méritez!

Pour 8 personnes ▪ Préparation : 10 minutes ▪ Cuisson : 25 minutes

125 g (3 oz) de beurre
4 c. à soupe de sucre
4 c. à soupe de cassonade
2 œufs moyens
2 petites bananes mûres
250 g (2 ½ tasses) de farine
½ c. à thé (à café) de sel
½ c. à thé (à café) de bicarbonate de soude
4 c. à soupe de yogourt nature ou de crème sure (aigre)
1 c. à thé (à café) d'extrait de vanille
185 g (6 ½ oz) de brisures de chocolat
½ c. à thé (à café) de cannelle mélangée à un peu de sucre

Préchauffer le four à 180 °C/350 °F/gaz 4. Graisser un moule de 23 x 30 cm (9 x 12 po). Battre en crème le beurre et le sucre jusqu'à ce que le mélange soit léger et mousseux. Ajouter les œufs, un à la fois, en fouettant bien après chaque œuf, et ensuite les bananes, en veillant à bien mélanger et à racler les parois.

Tamiser les ingrédients secs et les ajouter au mélange beurre et sucre. Incorporer le yogourt (ou la crème sure) et la vanille, puis les brisures de chocolat. Bien mélanger, pas trop, pour obtenir une pâte onctueuse.

Verser la pâte dans le moule graissé et saupoudrer le dessus du mélange cannelle-sucre. Faire cuire pendant environ 25 minutes sur la grille centrale du four. Quand un cure-dent inséré dans son centre en ressort propre, le gâteau est prêt.

calories 432 ▪ lipides 18,24 ▪ protéines 7,05 ▪ glucides 63,5

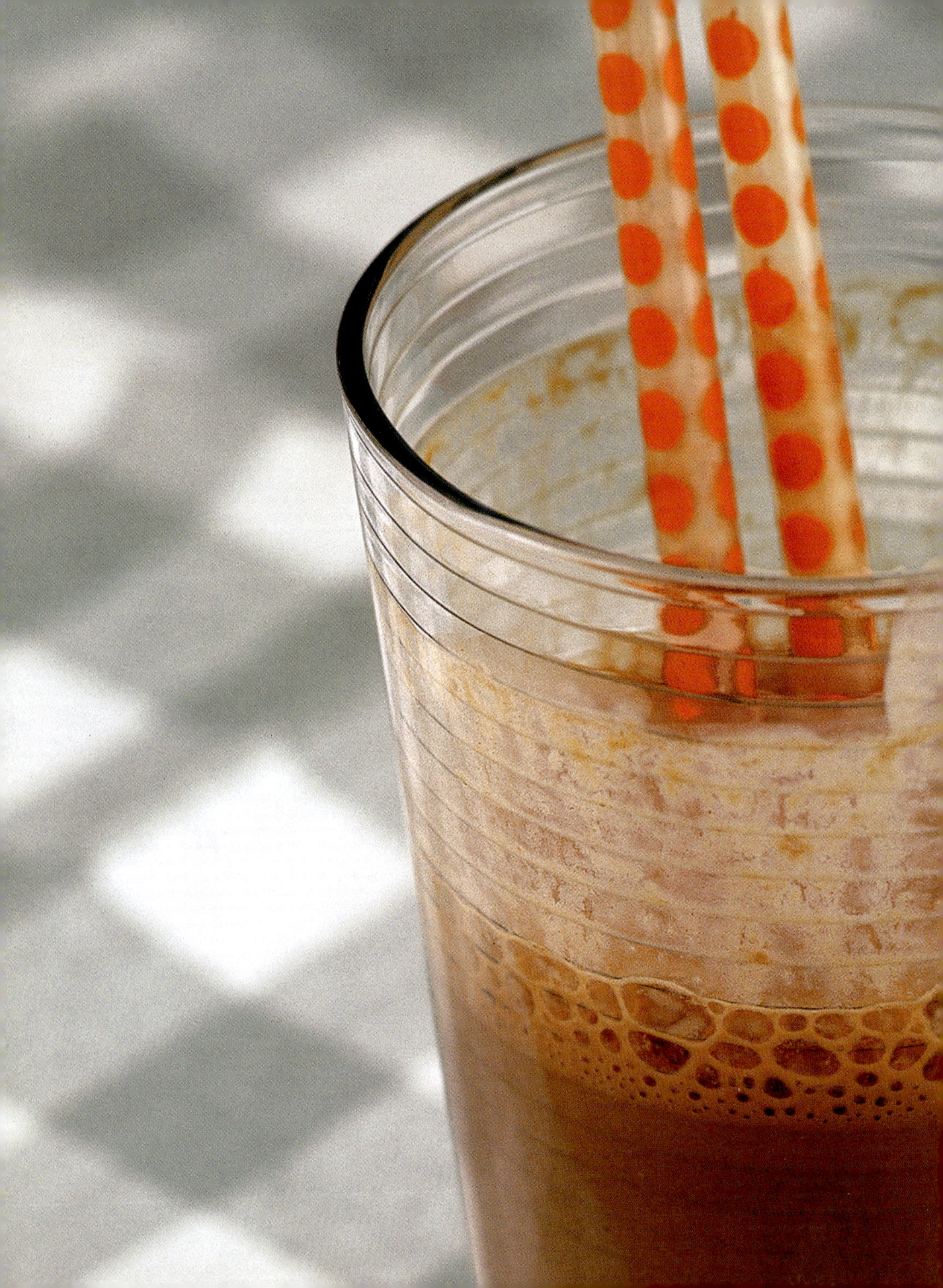

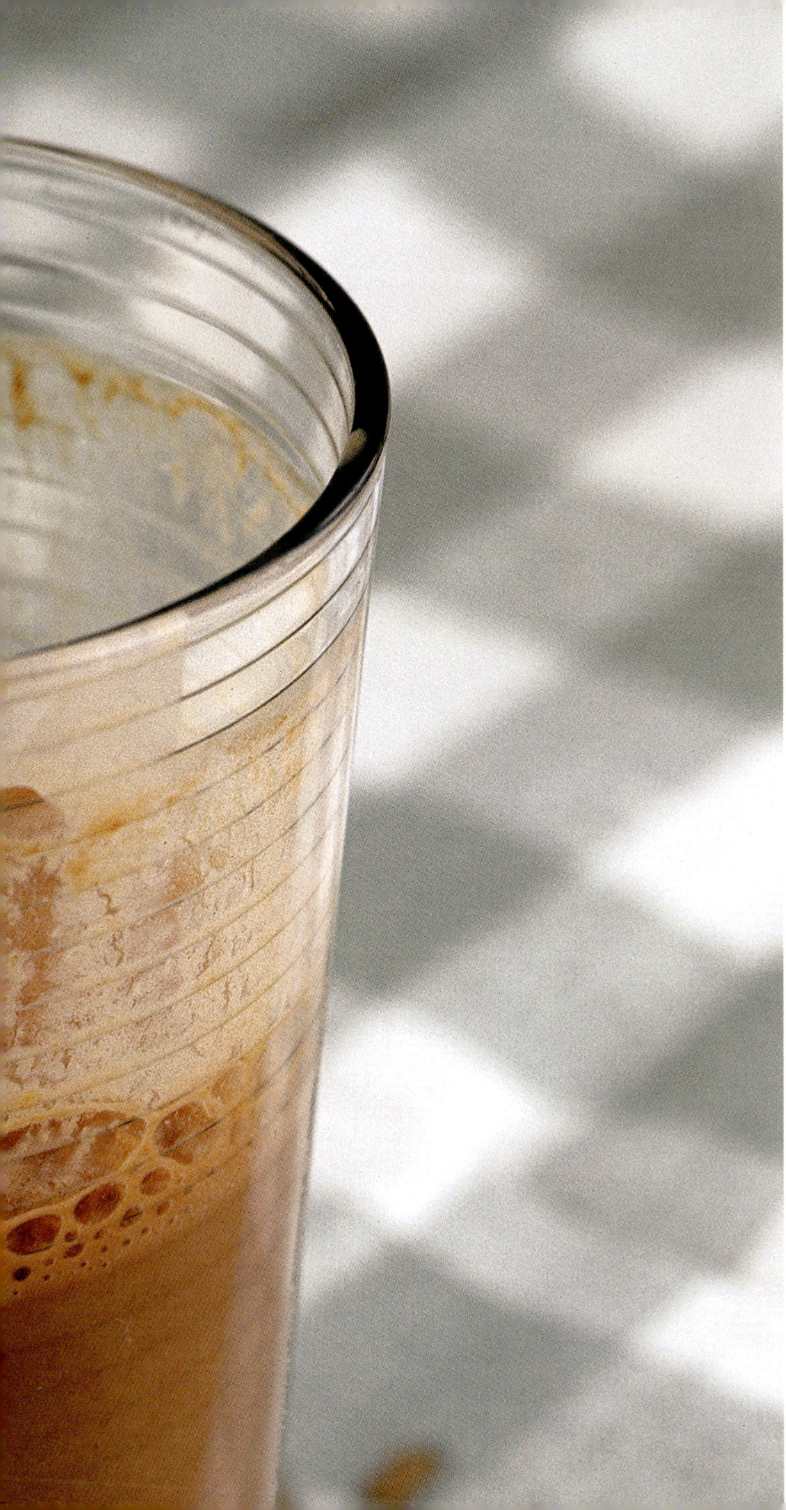

Pour les enfants

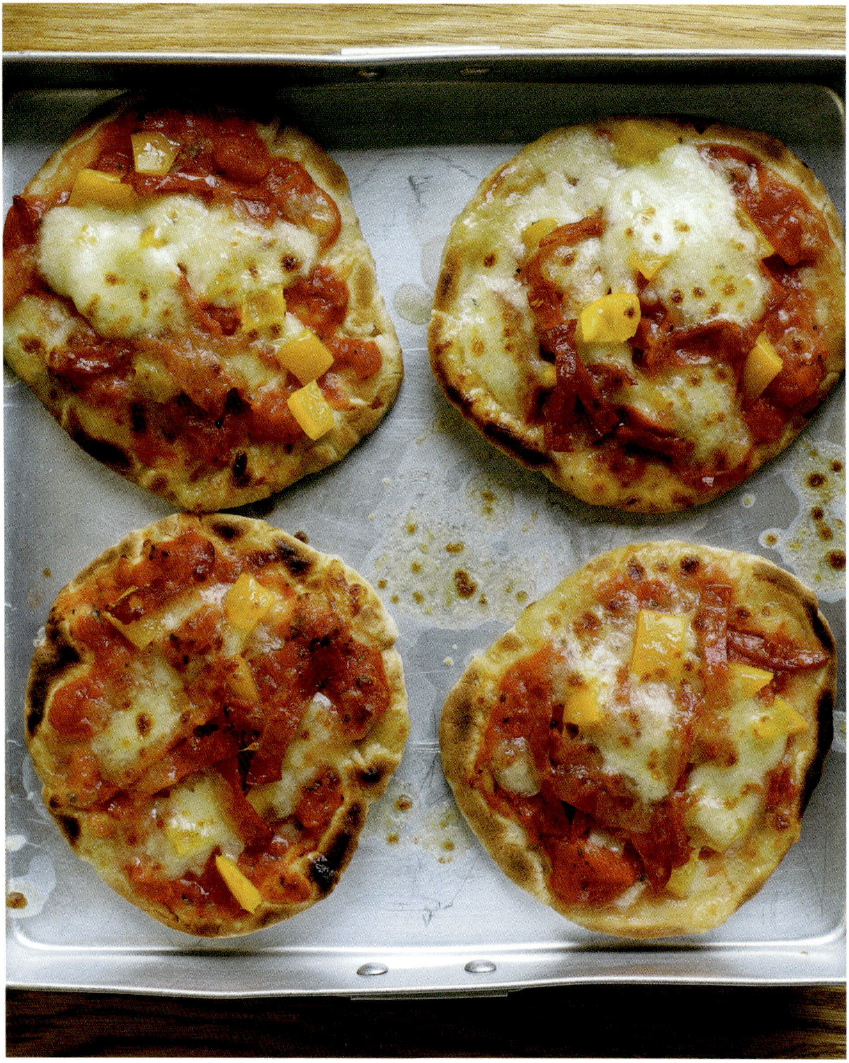

Pizzas au pain pita

Il s'agit d'une façon très facile de préparer des pizzas. Les enfants s'amusent aussi parce qu'ils peuvent décider de la disposition des garnitures qu'ils auront choisies. Ces pizzas sont très faibles en gras. Les pains pita se conservent bien au congélateur. Pour préparer des pizzas à partir de pain pita surgelé, augmenter le temps de cuisson de 2 minutes.

Pour 4 personnes ▪ Préparation : 5 à 10 minutes ▪ Cuisson : 8 minutes

410 g (14 ½ oz) de tomates hachées en conserve

1 c. à thé (à café) de fines herbes séchées ou ½ c. à thé (à café) de thym et d'origan chacun

8 pains pitas normaux ou 4 grands

GARNITURES :

Des olives, des tranches minces de poivron rouge ou vert, quelques tranches de salami coupées en lamelles fines, du jambon tranché très mince, des petits morceaux d'ananas en conserve. Pour une saveur plus adulte : des tranches minces d'aubergine, des champignons tranchés, des anchois ou 1 c. à thé (à café) de pesto.

200 g (7 oz) de mozzarella faible en gras

Préchauffer le four à 230 °C/450 °F/gaz 6. Mélanger les tomates hachées et les herbes dans un petit bol et répartir une fine couche de ce mélange sur chaque pain pita. Ajouter différentes garnitures et parsemer de mozzarella râpée.

Faire cuire pendant 8 minutes ou jusqu'à ce que le fromage soit doré. C'est aussi simple que ça !

calories 319 ▪ lipides 8,84 ▪ protéines 18,4 ▪ glucides 41,27

Pépites de poulet santé avec croustilles au four

Si seulement toutes les pépites de poulet étaient préparées de cette façon… Et si seulement les croustilles goûtaient les pommes de terre plutôt que le gras dans lequel elles sont frites.

Pour 4 personnes ▪ Préparation : 15 minutes ▪ Cuisson : 30 minutes

LES PÉPITES

400 g (14 oz) de poitrines de poulet, sans peau, et coupées en bouchées

4 c. à soupe de farine

2 gros œufs, battus avec 2 c. à soupe d'eau

2 Weetabix, émiettés finement, ou 6 c. à soupe de chapelure de pain sec

6 c. à soupe d'huile végétale

¼ c. à thé (à café) de paprika

Une pincée de sel

Quelques tours de moulin à poivre

LES CROUSTILLES

4 pommes de terre au four de 200 g (7 oz), coupées en quartiers minces

2 c. à soupe d'huile végétale

Une pincée de sel

Préchauffer le four à 230 °C/450 °F/gaz 6. Arroser les pommes de terre d'huile végétale et les saupoudrer légèrement de sel. Disposer les pommes de terre d'un côté de la plaque à biscuits et laisser cuire pendant 15 minutes.

Pendant ce temps, préparer la ligne de montage : un sac de plastique sans trous, trois bols et une feuille de papier parchemin. Mettre le bol d'œufs battus à gauche (ou à droite pour les gauchers), suivi de la chapelure, ensuite l'huile végétale, et une feuille de papier parchemin. Mettre la farine et les morceaux de poulet dans le sac de plastique ; secouer vigoureusement jusqu'à ce que le poulet soit bien enrobé de farine. Mettre ce sac à côté du mélange d'eau et d'œufs battus.

Prendre un morceau de poulet fariné, le plonger dans le mélange d'œufs, ensuite dans le Weetabix émietté jusqu'à ce qu'il soit bien enrobé, l'arroser d'huile et le déposer sur le papier parchemin. Répéter avec les autres morceaux.

Après 15 minutes de cuisson des croustilles, les retourner avec une spatule. Ajouter les pépites de poulet à la plaque et remettre au four pendant 15 minutes jusqu'à ce que tout soit bien doré.

calories 475 ▪ lipides 29 ▪ protéines 22,31 ▪ glucides 31,17

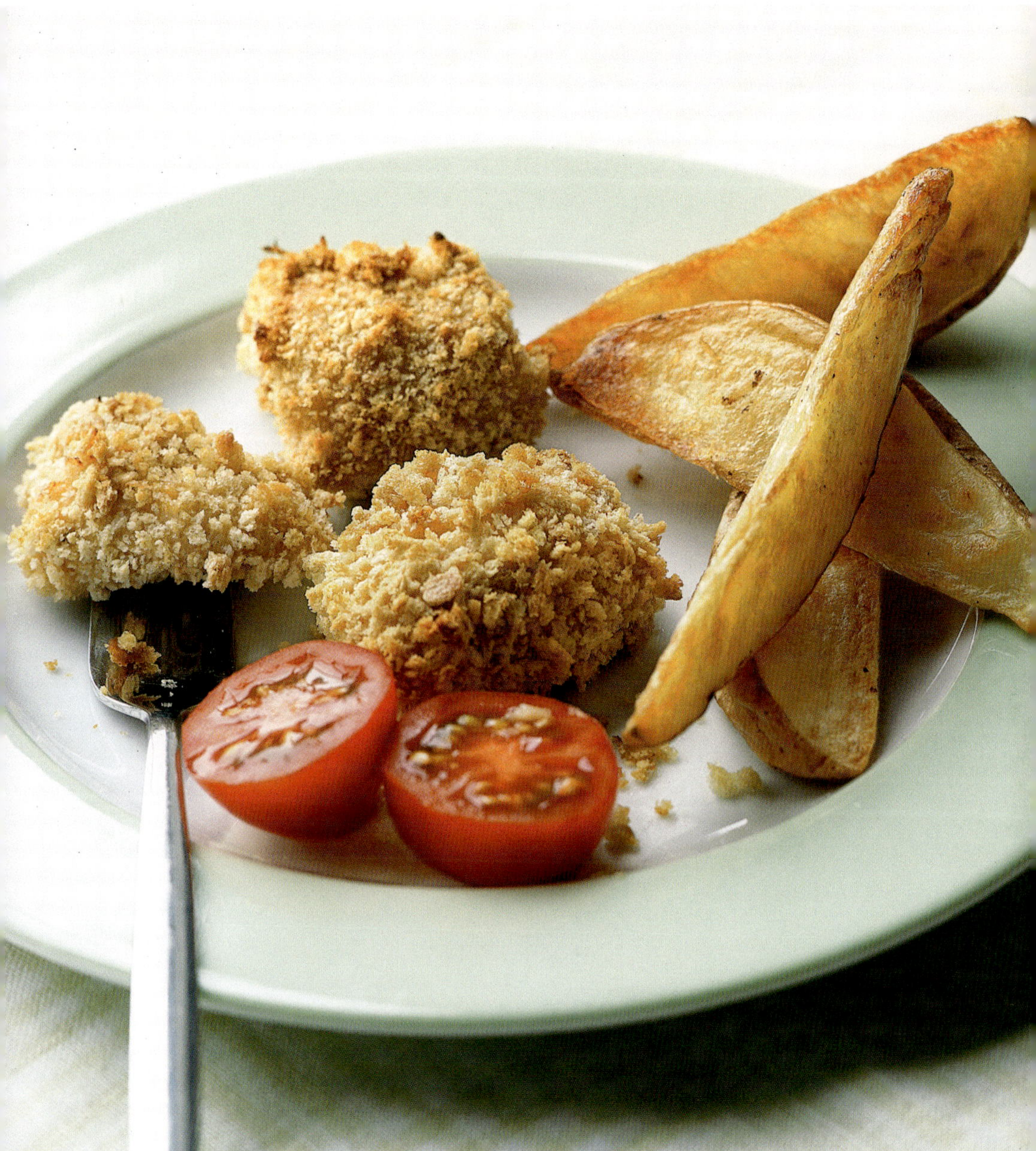

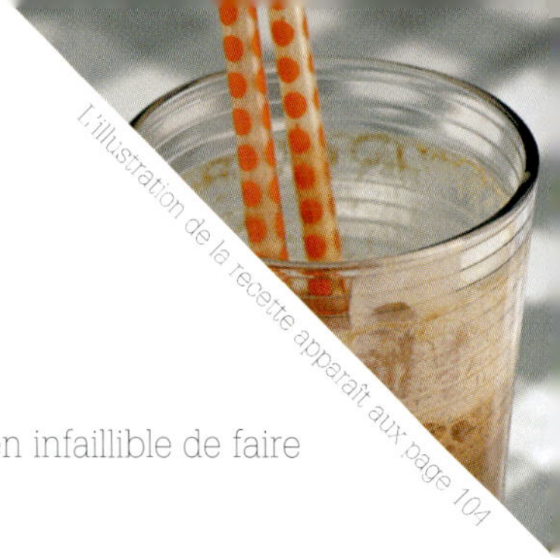

L'illustration de la recette apparaît aux page 104

Smoothie choco-banane

Une délicieuse façon de démarrer la journée, et un moyen infaillible de faire manger les enfants.

Pour 2 personnes ▪ Préparation : 3 minutes ▪ Cuisson : aucune

150 g (5 oz) de yogourt probiotique, faible en gras

300 ml (10 oz) de lait partiellement écrémé

2 c. à thé (à café) combles de chocolat liquide

2 bananes mûres, tranchées, ou 100 g (3 ½ oz) de fruits (voir ci-dessous)

Mettre le yogourt, le lait, le chocolat liquide et la banane (ou les fruits) dans le mélangeur. Fouetter à vitesse maximale pendant 30 secondes jusqu'à consistance lisse.

Varier les combinaisons de fruits.

VARIANTES :

100 g (3 ½ oz) de fraises et 2 c. à thé (à café) de chocolat liquide

100 g (3 ½ oz) de framboises et 2 c. à thé (à café) de chocolat liquide

1 mangue mûre et quelques brins de menthe fraîche pour décorer

100 g (3 ½ oz) de compote d'abricots et un peu de zeste de citron haché

calories 191,50 ▪ lipides 4,08 ▪ protéines 8,88 ▪ glucides 32,60

Pain aux bananes et aux cerises aigres séchées

Excellent pain grillé pour le petit-déjeuner ou comme collation. Dans un cas ou dans l'autre, il est bon pour la santé !

Pour 6 à 8 personnes ▪ Préparation : 10 minutes ▪ Cuisson : 1 heure

225 g (2 tasses) de farine
1 c. à thé (à café) de sel
1 c. à thé (à café) comble de levure chimique
1 c. à thé (à café) de cannelle moulue
110 g (½ tasse) de sucre
1 petit œuf, battu
6 c. à soupe de beurre non salé, fondu
Quelques gouttes d'essence de vanille
90 g (3 oz) de cerises aigres séchées
3 bananes très mûres, écrasées

Préchauffer le four à 180 °C/350 °F/gaz 4. Tamiser la farine, le sel, la levure chimique et la cannelle. Incorporer le sucre. Battre l'œuf, le beurre fondu et l'essence de vanille à la fourchette. Ajouter les cerises et les bananes écrasées, et mélanger avec une fourchette jusqu'à ce que tous les ingrédients soient tout juste mélangés, sans plus.

Verser le mélange dans un moule graissé et faire cuire pendant 50 à 60 minutes jusqu'à ce que le dessus du pain résiste au toucher. Laisser dans le moule pendant 10 minutes avant de le démouler pour le laisser tiédir.

calories 282,38 ▪ lipides 10,32 ▪ protéines 3,67 ▪ glucides 45,18

Index